LA

FIÈVRE TYPHOÏDE

ET

LES BAINS FROIDS A LYON

ÉTUDE GÉNÉRALE DE LA MÉTHODE DE BRAND

PAR

LE DOCTEUR EDMOND CHAPUIS

Ancien Interne des Hôpitaux de Lyon.

PARIS

ADRIEN DELAHAYE ET ÉMILE LECROSNIER

ÉDITEURS

PLACE DE L'ÉCOLE-DE-MÉDECINE

1883

LA

FIÈVRE TYPHOÏDE

ET

LES BAINS FROIDS A LYON

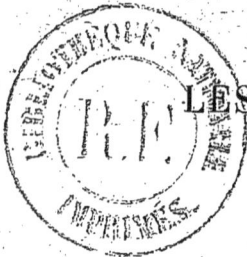

ÉTUDE GÉNÉRALE DE LA MÉTHODE DE BRAND

PAR

LE DOCTEUR EDMOND CHAPUIS

Ancien Interne des Hôpitaux de Lyon.

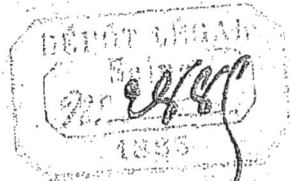

PARIS

ADRIEN DELAHAYE ET ÉMILE LECROSNIER

ÉDITEURS

PLACE DE L'ÉCOLE-DE-MÉDECINE

1883

INTRODUCTION

Dans cette étude de la méthode de Brand, nous ne nous sommes proposé ni de réunir une série d'observations heureuses, ni de nous livrer à un travail de statistique destiné à établir quelle est la mortalité dans le traitement par les bains froids. Nous nous sommes seulement efforcé de mettre en relief l'influence du bain sur les principaux symptômes et sur la température de la fièvre typhoïde, influence dont nous avons souvent été témoin dans les services de nos maîtres, MM. Chavanne, Français, Meynet, Soulier.

L'action de l'eau n'est point la même à toutes les périodes de la maladie; la réfrigération a des effets tout autres lorsqu'elle est commencée dès le début ou employée tardivement; aussi nous croyons-nous autorisé à décrire et à étudier séparément :

I. Le traitement hâtif : nous entendons par là le traitement commencé au plus tard le dixième jour;

II. Le traitement retardé; commencé du quinzième au vingtième jour, soit que les malades se présentent seulement alors à l'observation, soit que la fièvre bénigne jusque-là ait brusquement pris une allure de gravité. Cette distinction nous paraît d'accord avec les faits observés, et pour la mettre en relief, nous donnons les tracés de trois malades chez lesquels le traitement a été commencé le cinquième, le dixième et le vingtième jour de la maladie.

Sous le titre de « Technique du traitement réfrigérant », nous indiquons les précautions que nécessite l'emploi des bains, en étudiant aussi les divers procédés de réfrigération qui peuvent être utilisés dans le traitement de la fièvre typhoïde.

Dans l'historique du traitement par les bains à Lyon, nous n'avons pas voulu faire une analyse complète des travaux d'origine lyonnaise, mais rappeler simplement qu'elle avait été la fortune de la méthode de Brand, quelles phases elle avait traversées.

Nous remercions MM. Humbert Mollière et Carrier, médecins des hôpitaux, qui ont mis à notre disposition leur dossier d'observations; nous remercions également nos amis MM. les docteurs Audry, Dufour et Weil, anciens internes des hôpitaux.

M. Bard, professeur agrégé, nous a aidé de ses conseils, nous sommes heureux de lui exprimer toute notre reconnaissance. Enfin que M. le professeur Jaccoud, qui a bien voulu accepter la présidence de cette thèse, reçoive ici l'expression de notre plus sincère gratitude.

LA
FIÈVRE TYPHOÏDE

ET LES

BAINS FROIDS A LYON

TRAITEMENT HATIF OU D'EMBLÉE

Brand n'est pas arrivé d'un seul coup à formuler la méthode de traitement rigoureuse et exclusive qui porte son nom. Ce n'est qu'à la suite de longs tâtonnements, ce n'est qu'en étudiant méthodiquement les effets de l'eau sur le typhique dans les différentes phases de l'affection, ce n'est qu'en comparant les cas entre eux, en recherchant les coefficients de mortalité fournis par les divers modes d'application de l'hydrothérapie qu'il a été amené à affirmer la nécessité absolue de commencer le traitement, dès le début de l'affection, c'est à dire au plus tard le cinquième jour. Ainsi comprise, la méthode n'est pas simplement curative, elle prévient les complications, impose à la maladie une marche régulière, elle

2

est essentiellement préventive, prophylactique. Aujour-
d'hui après vingt années d'expérimentations, Brand a dans
la valeur de cette méthode une confiance absolue, qu'il
résume par un aphorisme retentissant. Il n'est pas sans
intérêt de rechercher si quelque évolution s'est faite dans
l'esprit de l'auteur à dater du moment oùil appliqua
pour la première fois son traitement; ses travaux anté-
rieurs vont nous montrer que sa conviction intime au
début, réservée, est allée en s'affirmant à mesure que les
faits cliniques se multipliaient et que l'expérimentation
du traitement par l'eau devenait plus générale.

En 1861, la méthode n'est pas encore rigoureuse, mais
déjà l'auteur a remarqué que l'hydrothéraphie réussit
surtout dans la première période de la fièvre typhoïde,
il entrevoit l'efficacité de son traitement sans oser encore
l'affirmer. « Si la fièvre typhoïde, dit-il, est traitée dès le
début par l'eau froide, il n'y a en général rien à craindre,
et même dans les cas les plus graves on peut maintes
fois encore obtenir la guérison par l'eau froide ». Stettin.
— Die Hydrothéraphie des Typhus.

En 1863, Brand devient plus affirmatif : Sa méthode
s'est répandue, d'autres que lui en obtiennent les mêmes
résultats. Le médecin en chef de l'état major allemand
vient d'appeler l'attention des médecins de l'armée sur
l'efficacité du traitement hydrothérapique. Brand écrit
alors : « Toute fièvre typhoïde traitée régulièrement
d'après ma méthode revêt une allure légère et ne se
termine presque jamais par la mort, de telle sorte que
la médecine est en état de préserver avec toute sûreté la
vie de chaque malade dont le sort est entre ses mains. —
Stettin, 1863. »

En 1868, la méthode est plus précise, Brand est arrivé à la formule étroite et rigoureuse à laquelle il ne faut rien ajouter, rien retrancher ; la mortalité dans divers hopitaux a diminué dans une proportion considérable, la méthode tend à s'imposer en Allemagne. Brand se croit autorisé à dire : « Le traitement par les bains froids méthodiquement employés dès le début donne un succès positivement assuré et permet toujours d'éviter la mort. » — C'est de cette affirmation que M. Glénard, en 1873, tirait cet aphorisme formel. « Toute fièvre typhoïde traitée régulièrement dès le début par l'eau froide sera exempte de complications et guérira. »

La nécessité de commencer le traitement dès le cinquième jour, pour en obtenir l'effet prophylactique, oblige à baigner tous les fébricitants sans localisation, alors même que le diagnostic n'a pu être établi d'une façon certaine : à cette période de la maladie, le diagnostic est souvent probable, mais dans nombre de cas il ne saurait être affirmé. De là, une objection qui n'est pas sans valeur, et qui consiste à dire que par la rigueur même de la méthode le médecin se trouve amené à mettre au bain des fébricitants qui ne sont pas atteints de fièvre typhoïde : assurément il en est quelquefois ainsi, et dans ces cas le diagnostic est rectifié par l'action même de l'eau froide ; trois ou quatre bains suffisant pour ramener la température à la normale. La durée même de la fièvre, le prompt retour à la santé établissent ainsi le diagnostic *a posteriori*.

Un autre grief a été invoqué contre la méthode ; en donnant des bains dès le cinquième jour à tous vos typhiques indistinctement, disent les adversaires du

traitement hydrothérapique, vous soumettez à un mode
de traitement rigoureux une série de malades qui n'ont
aucun bénéfice à en retirer. Toutes les statistiques
établissent qu'un certain nombre de fièvres typhoïdes
sont de forme bénigne, et que les malades guérissent par
l'expectation. Si le traitement par l'eau est puissant,
réservez-le pour les formes graves, mais ne l'appliquez
pas à tous vos malades sans exception. L'objection est
spécieuse et se présente avec une apparence de logique.
Est-elle fondée? Nous ne le croyons pas. Personne ne
songera à contester que sur une série de malades traités
par la méthode de Brand, il ne s'en trouve un certain
nombre, qui bien que guéris avec les bains ne doivent
pas leur salut à ce procédé thérapeutique. Ces malades
ont guéri par l'eau, ils auraient guéri avec la quinine,
ils auraient guéri par l'expectation. Ce sont ces cas où
la maladie essentiellement bénigne a une évolution
naturelle toute favorable. Mais ces formes exceptionnellement heureuses peuvent-elles être prévues, le pronostic
peut-il en être porté? Telle fièvre typhoïde qui s'annon-
cera avec des allures favorables ne pourra-t-elle pas être
brusquement marquée par un grave accident? M. Glénard relate les observations de trois malades non baignés
(service de M. Tripier, Hôtel-Dieu), et chez lesquels la
marche de la maladie se modifie tout à coup, alors au
contraire que jusque là, il était permis d'espérer une
terminaison favorable.

L'un était un malade atteint de typhus ambulatorius
qui se mit au lit, pour mourir deux jours après d'une
perforation intestinale; le second présenta sur l'abdomen, dans le cours de sa maladie, cette éruption con-

fluente de taches ombrées, que l'on sait être un signe de
bon augure; pour le troisième, le pronostic fut presque
sûrement favorable, pendant les deux premiers septé-
naires. Tous deux moururent. Les faits de ce genre sont
loin d'être rares, et tous les auteurs signalent l'apparition
soudaine d'accidents graves chez les malades présentant un
état fébrile d'allure bénigne. — MM. Hardy et Béhier,
dans leur *Traité de pathologie*, tome IV, insistent sur ce
fait, en disant. « On ne saurait prédire à l'avance si la
terminaison sera heureuse ou non. Il n'est point rare
de voir les cas les plus bénins en apparence se terminer
par la mort, et inversement, certains malades guérir
qu'on avait cru désespérés. » — Murchison dit également : « Le mode d'invasion ne doit pas influencer le
pronostic. La maladie peut commencer d'une manière
grave, et cependant suivre son cours, devenir bénigne;
plus souvent on observe le contraire. »

La température qui, dans la période d'état de la fièvre
typhoïde fournit de précieuses indications permettant de
porter le pronostic avec une grande probabilité ne présente
pas au début de l'affection dans les quatre ou cinq premiers jours une marche assez typique, assez tranchée pour
qu'il soit possible de catégoriser les cas observés, et de
les séparer en fièvres devant être légères à traiter par
l'expectation, en fièvres devant être graves à traiter par
le bain. Pour Wunderlich ce n'est que du neuvième au
douzième jour que des différences bien définies séparent
les cas légers des cas graves. Dans les premiers le fasti-
gium montre à cette époque une tendance à se terminer.
C'est vers le dixième jour et surtout vers le douzième
que s'observe d'habitude la première rémission considé-

rable du matin, contrastant d'une manière saisissante avec celles des matinées précédentes. M. Sée, dans ses leçons (*Bulletin de Thérapeutique*, 1869), n'est pas moins affirmatif : pour lui, jusqu'au dixième jour, la marche est la même dans tous les cas, qu'ils soient graves ou bénins, « la seule différence pour les fièvres malignes consiste dans des irrégularités dans la marche de la température qui est extravagante ; fièvre le matin plus encore que le soir; alors le pronostic doit être réservé ; mais il ne faut pas être trop affirmatif, car à cette période on voit les malades qui ont atteint 41° guérir. Il suffit d'exprimer des craintes. Si, dans la période que nous venons d'étudier, il faut être réservé, à partir des onzième et douxième jours on peut faire le prophète et affirmer le pronostic ».

Cette impossibilité d'établir le pronostic, avant le dixième ou le douzième jour, répond à l'objection que nous avons signalée plus haut, et explique en même temps comment Brand fut amené à la rigueur de sa méthode, à l'exclusivisme qui lui a été tant reproché. En voulant laisser à la maladie le temps d'indiquer par ses caractères thermiques quelle serait son évolution ultérieure, Brand se voyait dans la nécessité de renoncer à la condition la plus importante du succès de sa méthode, c'est-à-dire à l'application hâtive du traitement réfrigérant ; et c'est ainsi que fatalement il devait être amené à employer le bain froid dès le début chez tous les fébricitants sans localisations, dès que la température dépassait un certain niveau. Il restait à démontrer que les bains pouvaient être donnés sans préjudice à des malades atteints d'états fébriles autres que la fièvre typhoïde.

Cette innocuité du bain ne saurait être contestée, et nous avons vu à plusieurs reprises trois ou quatre bains suffire pour juguler certains états fébriles mal caractérisés. La crainte d'une erreur de diagnostic ne doit pas faire différer le traitement; et M. Bard, professeur agrégé à la Faculté de Lyon, a résumé l'opinion d'un certain nombre de ses collègues en disant : « Pour que la méthode jouisse de toute son efficacité, il faut baigner indistinctement avant le cinquième jour tous les fébricitants sans localisation : le bain reconnaîtra les siens ».

Lorsque la méthode de Brand est appliquée dès le début et d'une façon systématique, la fièvre typhoïde évolue avec une remarquable bénignité, l'état général est profondément modifié, les symptômes de stupeur, d'axie disparaissent. Les complications deviennent extrêmement rares et paraissent dues moins à la méthode qu'à un défaut de surveillance et à des écarts de régime. La convalescence, est d'une rapidité merveilleuse, elle est exempte de tout accident. Et ce fait constant, parfaitement établi, est l'une des raisons de la faveur dont jouit le traitement de Brand dans les services lyonnais.

Baigner les malades dès le cinquième jour paraît sans doute une pratique bien rigoureuse, et cependant l'on se trouvera parfois en présence de cas extrêmement graves, à forme hyperpyrétique où ce délai est déjà trop long, et où le traitement doit être commencé, non au cinquième jour comme on le fait généralement et comme il suffit de de le faire, mais plus tôt, c'est-à-dire vers le deuxième ou troisième jour de l'affection : ces formes sont absolument exceptionnelles, mais il faut être prévenu de leur existence. Un fait de ce genre observé par M. Bard nous paraît assez caractéristique pour être reproduit. Il s'agit d'un jeune homme de dix-neuf ans, entré le 20 septembre 1881, salle Saint-Martin, dans un état typhique très accusé et présentant en outre les symptômes d'une broncho-pneumonie gauche. « Le diagnostic ne fut pas un moment douteux, et les bains furent immédiatement prescrits avec 300 gr. de vin de pharmacie, du thé au rhum, du bouillon après chaque bain, de la glace sur la tête et dans toutes les boissons. Mais si le diagnostic n'était pas douteux, l'époque du début nous préoccupait à juste titre. Impossible de tirer aucun renseignement du malade en délire ; son patron nous dit qu'il était malade depuis quatre jours seulement et que le début avait été graduel, mais rapidement progressif. En face des accidents déjà si graves présentés par le malade, nous ne pouvions nous résoudre à admettre un début aussi rapproché, malgré les affirmations catégoriques du patron du malade. Dès le surlendemain, la température qui, le premier jour, était de 41°,1, commençait à fléchir, et les phénomènes généraux s'amendaient, le malade put parler et dire qu'il était malade depuis quatre jours : l'amélioration générale semblait évidente, lorsque, le 23 au matin, le malade fut pris d'une épistaxis si abondante qu'elle nécessita le tamponnement : cet incident fait manquer au malade les deux bains de onze heures du matin et de deux heures du soir ; la température qui était avant le dernier bain de 39°,4 et après de 38°,5 remonte à 40°,1, et les bains sont repris. L'épistaxis ne reparaît plus ; mais pendant la nuit il se produit une hémorrhagie intestinale assez abondante. Les signes d'auscultation ne se sont pas notablement modifiés. Pendant la journée du 24, l'état général est plus mauvais, le malade absolument adynamique. Les bains sont supprimés le soir, et le malade meurt le 25, à trois heures du matin, après quatre jours et demi de présence dans le service et 33 bains. A l'autopsie, l'on trouve une congestion intense des poumons, la base gauche est le siège d'une induration rouge pseudo-lobaire ; des fragments détachés à ce niveau vont au fond de l'eau. Le sang est fluide, nulle part de caillots appréciables ni dans les veines, ni dans le cœur. Dans le mésentère, les ganglions tuméfiés sont énormes, confluents en paquets volumineux qui simulent au premier abord une mésentérite tuberculeuse ; mais à la coupe ils sont résistants et présentent une coloration rosée. Dans l'intestin grêle nous trouvons non seulement toutes les plaques de Peyer gonflées, mais encore dans leurs intervalles les follicules clos sont aussi augmentés de volume. Et ainsi les lésions offrent une très grande étendue, une confluence que pour ma part je n'ai jamais observée, même sur une portion limitée de l'intestin. Par contre, toutes ces lésions sont certainement de date assez récente. Les plaques et les follicules sont augmentés de volume, durs gaufrés mais non ulcérés. » Tous ces signes correspondent, d'après Griesinger, à la fin du premier septenaire ou au commencement du second, et la terminaison rapide témoigne de l'intensité de l'infection chez ce malade. Recherchant la cause de cet insuccès, M. Bard se demande si la méthode a démontré son impuissance ou bien si elle a été appliquée trop tard quoique dès le quatrième jour : « C'est, dit-il, à cette dernière idée que je me rallie ; certes je n'oserai affirmer que la guérison eût été certaine si le bain avait été donné

deux jours plustôt, mais il est au moins permis de l'espérer. Il faut remarquer que quand le premier bain a été
pris, le malade délirait, avait déjà près de 41°, une broncho-pneumonie, et toutes les lésions viscérales que nous
avons constatées à l'autopsie. L'infection avait frappé
plus vite que d'habitude et avait déjà produit des lésions
anatomiques graves, le bain n'était déjà plus prophylactique, Le délai de cinq jours du début considéré
comme suffisant dans l'immense majorité des cas de fièvre
typhoïde doit encore être abrégé dans les formes où l'em-
poisonnement est plus rapide et plus profond. La fameuse
formule de Brand. Toute fièvre typhoïde traitée régulie-
rement par le « bain froid avant le cinquième jour sera
«exempte de complications et guérira », doit-être ainsi com-
plétée : Ce délai doit encore être abrégé dans les formes où
l'infection est exceptionnellement intense et pour préve
nir les complications, le bain doit les précéder ».

Souvent les malades n'entrent à l'hôpital que vers le
huitième où le dixième jour et le médecin se trouve,
par suite, dans l'impossibilité d'appliquer la méthode de
Brand, d'après les données qui assurent son effet prophylactique, mais doit-il pour cela renoncer au traitement par l'eau, commencé seulement après le cinquième
jour? Non, car la pratique du bain démontre que le traitement par l'eau est bien supporté jusqu'au dixième jour
et qu'il détermine, lorsqu'il est institué dans ces limites
de temps, une modification rapide de l'état général; mais
il est trop tard pour que la méthode puisse être encore
prophylactique, elle ne constitue plus qu'un puissant
moyen d'agir sur les symptômes dominants du typhus, et
de placer le malade, en créant un état d'apyrexie relative,

dans des conditions plus favorables pour résister au processus fébrile. — Du septième au dixième jour le diagnostic est établi, les symptômes se dessinent avec plus ou moins d'intensité : cette exagération même des symptômes principaux deviendra alors l'indication du traitement par les bains froids. A Lyon, on reconnaît généralement qu'il est indispensable de baigner :

1° Les formes ataxiques (délire — vociférations — carphologie — coma vigil). Ce sont les symptômes ataxiques qui sont le plus rapidement améliorés. Après deux ou trois bains le délire cesse, le malade n'est plus inconscient, il reconnaît les personnes qui l'approchent. Chez un grand nombre de typhiques on trouve, avec un état d'apparente stupeur, une excitation intellectuelle très marquée : le malade gémit, marmotte constamment, c'est la mussitation des anciens auteurs, le coma vigil : cet ensemble symptomatique d'un pronostic très grave, lié le plus souvent à l'hyperthermie, est tout particulièrement justiciable du bain froid ;

2° Les malades chez lesquels la stupeur et l'adynamie sont extrêmement accusées : les bains agissent sur les symptômes d'adynamie moins rapidement mais presque aussi sûrement que sur les symptômes d'ataxie. Si l'on interrompt les bains pendant cinq ou six heures, les mêmes phénomènes reviennent avec une régularité presque mathématique, et le malade retombe rapidement dans son état de stupeur. Dans les cas où le coma est très marqué le bain n'est indiqué que si la température reste élevée, et si elle dépasse 39°,5 le soir. Contre les phénomènes d'ataxie et d'adynamie il est bon d'insister sur les affusions froides et de les faire plus longues et plus prolongées que d'ordinaire afin d'avoir une action révulsive sur le système nerveux : on pourra remplacer l'affusion par une douche sur la tête pendant vingt ou trente secondes, au moment même où le malade sera plongé dans le bain ;

3° Les fièvres à températures extrêmes et celles où l'on n'a pas de rémissions suffisantes le matin. L'hyperthermie crée pour le malade un danger particulier en déterminant rapidement des alternations d'organes et l'indication du bain est absolue toutes les fois que l'on observe des températures de 40°,8 ou 41°. — Nous rappelons la curieuse statistique de Fiedler cité par Wunderlich : Tous les malades ayant atteint un seul jour 41°,2 le matin sont morts, et parmi ceux qui sont arrivés à 40°,8 il y a eu une mortalité de un sur deux. Ces fièvres à températures extrêmes ne sont pas les seules redoutables, et pour apprécier les dangers de l'hyperthermie il faut tenir compte des deux élémenls de la courbe thermométrique, l'élévation d'une part, la durée de l'autre. — Un malade pourra présenter une température de 40°,8 sans que le pronostic soit bien sérieusement aggravé. Il n'en sera plus de même s'il se maintient à un niveau moins élevé, mais sans rémissions, si la courbe, au lieu d'être intermittente, est continue. — Cette absence de rémissions fournit une des indications les plus urgentes d'administrer le bain froid. C'est ainsi qu'on baignera les malades qui, du septième au dixième jour, ne présenteront le matin que des rémissions de moins de 0°,5 ou 0°,6. La fièvre sera particulièrement grave si, avec cette rémission insuffisante, la température du soir atteint 40 degrés plusieurs jours de suite. — Lorsque l'on voudra instituer le traitement hydrothérapique, il faudra attacher plus d'importance à la température du matin qu'à celle du soir. — Dans le cas où, avec une température de 40° et 40°,4 le soir, le malade présente le matin une rémission d'au moins un degré, les bains pourront rendre de grands services, mais nous ne les regardons pas comme indispensables : les rémissions suffisant à diminuer le danger de l'hyperthermie ; c'est ce que notre chef de service, M. Chavanne, exprimait sous une forme imagée en disant : « Ces malades sont dans les conditions d'un aéronaute qui, après avoir atteint des hauteurs incompatibles avec la vie, viendrait respirer par intervalles dans des régions inférieures » ;

4° Les malades chez lesquels le pouls est faible et très fréquent. — La persistance du pouls durant deux ou trois jours à 120 pulsations est un signe pronostique fâcheux, en même temps qu'une indication immédiate du traitement par l'eau froide qui régularisera la circulation et s'opposera ainsi à l'engouement pulmonaire. — Liebermeister attache une grande valeur à l'exploration du pouls. Pour lui « un malade qui a de 130 à 150 pulsations par minute, tous les soirs, sans qu'une cause actuelle explique ce symptôme insolite, est presque certainement un malade perdu quand même. » (*Abdominal typhus in Ziemssens Handbuch*). — Nous ajouterons que, dans tous les cas que nous avons vus, le pouls marche avec la température d'une façon parallèle : on a à la fois augmentation de la chaleur, augmentation des pulsations. Si la fréquence du pouls s'accompagne d'une grande faiblesse d'impulsion du cœur, si en même temps la température est peu élevée, les bains ne devraient être administrés qu'avec précaution afin d'éviter un choc considérable ;

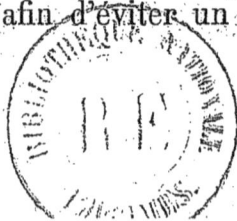

c'est dans ces formes surtout qu'il est bon de suivre la méthode de Ziemssen, et de donner des bains tièdes à température progressivement décroissante, avec frictions et massage pendant toute la durée de l'immersion ;

5° Les malades qui présentent l'aspect d'un typhique à une période plus avancée. — Nous comprenons dans cette catégorie les malades qui, dès le cinquième ou le septième jour, présentent tous les signes de l'affection confirmée, chez lesquels l'expression de la face est stupide, l'intelligence obscurcie, la bouche sèche, les lèvres, les dents couvertes de fuliginosités, la langue rôtie, le météorisme très marqué. — A ne tenir compte que du faciès, que de l'aspect général, on croirait ces malades dans le cours du deuxième septenaire, alors qu'ils sont à une période moins avancée. Cet état nécessite le bain ; il est juste d'ajouter qu'il n'y a pas là une indication spéciale, presque tous ces malades présentant outre les symptômes sur lesquels nous insistons, des modifications de la température ou du système nerveux qui, à elles seules, justifieraient l'emploi du traitement hydrothérapique.

DES EFFETS DU BAIN SUR LE MALADE

Le médecin qui n'a jamais vu mettre en pratique le traitement par l'eau froide a peine à se défendre d'un véritable serrement de cœur en songeant à l'horreur de la sensation que va produire dans un organisme brûlé par la fièvre le contact d'une eau à 20 degrés, et cette appréhension même, toute de sentiment, donne à la méthode une apparence de rigueur et de sévérité qui explique un grand nombre des objections formulées contre elle. Le plus ordinairement l'eau est parfaitement supportée, elle l'est d'autant mieux que le malade est plus fébricitant et que l'affection est plus récente.

Lorsqu'on commence le traitement, on se trouve soit en face d'un malade en plein délire, soit en présence d'un typhique plongé dans un état de torpeur et de somnolence, anéanti bien que capable de répondre encore aux excitations extérieures. La premier malade restera dix minutes dans l'eau sans avoir conscience du traitement employé, il continue à crier, à s'agiter, mais son délire ne change pas de caractère, et il semble que l'impression du froid, même au moment du frisson, ne soit pas perçu par le malade, le délire ne s'apaise que dans les derniers instants du bain. Le second malade a conscience de ce qui se passe autour de lui, et presque toujours il éprouve une certaine crainte lorsqu'il s'agit d'entrer pour la première fois dans le bain. Il se met à pleurer, mais sa volonté est engourdie, et il suffit de quelques exhortations du médecin pour qu'il pénètre dans le bain. Au début, et durant dix à quinze secondes, le malade éprouve une légère angoisse, un sentiment de dyspnée qui se produit surtout lorsqu'il entre lentement dans le bain : le meilleur moyen d'éviter cette gêne respiratoire d'ordre réflexe est de pratiquer immédiatement l'affusion froide sur la tête. Durant les cinq ou six premières minutes, les impressions ressenties sont variables, mais le plus souvent le malade éprouve un sentiment de fraîcheur agréable ; la respiration devient plus ample, le pouls moins fréquent. De la huitième à la dixième minute, le typhique commence à se plaindre, tantôt il pleure, tantôt il demande à sortir du bain : c'est le signe avant-coureur du frisson : à ce moment, le malade commence à trembler, il claque des dents, sa peau violacée se hérisse, prend l'aspect de la chair de poule ; le pouls devient faible, des quintes de toux surviennent témoignant ainsi du réveil de l'activité réflexe. Lorsque le malade est reconduit à son lit, il est violacé, grelottant, et cependant il se sent plus fort, il peut marcher, et souvent il voudrait retourner seul à son lit : il demande à manger et se jette avec avidité sur le bol de vin ou de potage qui lui est présenté. Puis il s'endort presque aussitôt d'un sommeil tranquille, le plus souvent dans le décubitus latéral. Durant deux heures, le malade reste dans un état d'apyrexie assez marqué ; si on le réveille et qu'on l'interroge, il répond qu'il se trouve bien « mieux qu'avant le bain ». Cette impression de bien-être est si grande et le malade l'apprécie tellement qu'il n'aura plus de répugnance lorsqu'il s'agira de prendre le second bain. Durant les dix premiers jours, il est rare de rencontrer des malades persistant à redouter l'eau et à éprouver pour le bain une véritable répugnance. Lorsqu'il en est ainsi, il faut voir dans cette appréhension une contre-indication formelle admise par Brand. Si au contraire le traitement n'est commencé qu'au quinzième ou au dix-huitième jour, l'on rencontrera de nombreux malades pour lesquels il sera véritablement pénible.

DES EFFETS DU BAIN SUR LES SYMPTOMES
ET LA TEMPÉRATURE,

Appliqué d'une façon régulière et méthodique, le traitement par l'eau froide ne tarde pas à faire sentir ses effets sur l'organisme en déterminant une modification complète dans la courbe thermique et les principaux symptômes de la fièvre typhoïde. Tous les phénomènes dus au trouble du système nerveux, à son fonctionnement anormal, le délire, le coma, la stupeur, sont les premiers à disparaître. Trois ou quatre bains emportent le délire. La stupeur (τυφος), ce phénomène si caractéristique de la fièvre typhoïde, cesse souvent dès la seconde journée pour ne plus reparaître, en sorte que l'on a pu dire qu'avec le traitement par les bains froids la fièvre typhoïde ne justifiait plus son nom. Que le traitement soit continué durant quatre ou cinq jours et le contraste deviendra frappant entre les malades traités par les méthodes habituelles et ceux qui sont soumis au bain froid. Plus d'anéantissement, plus d'hébétude, la physionomie a retrouvé sa mobilité, l'intelligence est tirée de sa torpeur, le malade devient attentif à ce qui se passe autour de lui. Il est joyeux et répond aux personnes qui l'approchent. Toutes ces modifications sont constantes, elles se produisent dans tous les cas ; en employant le bain froid, le médecin est en droit de compter sur leur rapide apparition. Comment expliquer une amélioration aussi prompte, un aussi brusque changement. L'horripilation (chair de poule), la pâleur de la peau, due à la contraction des vaisseaux périphériques, témoignent d'une contraction énergique des fibres lisses du derme; il semble que l'eau, par son impression brusque, par la différence de sa température, par son choc même, provoque dans tous les points de l'organisme une série d'actes réflexes portés à leur maximum dans les dernières minutes du bain au moment où se montrent le frisson, le claquement des dents et le tremblement des membres. Par cette perturbation profonde, l'eau éveille le pouvoir excito-moteur, le met en jeu, et, stimulant le système nerveux, met fin à son excitation apparente en le ramenant aux conditions d'un fonctionnement normal. Cette action révulsive du froid, toute incontestable qu'elle soit, est insuffisante pour expliquer le changement d'allure de la maladie, et il faut tenir compte non seulement de l'excitation périphérique que détermine le bain, mais aussi de l'abaissement de la température qu'il entraîne. L'eau a prise à la fois sur l'ataxie et l'hyperthermie, deux symptômes étroitement unis capables de s'engendrer l'un l'autre formant ainsi un véritable cercle vicieux qu'il faut rompre. Le bain fait cesser d'abord l'ataxie, puis, par sa répétition, par la continuité de son emploi, il brise la courbe et fait disparaître l'hyperthermie.

Il semble théoriquement que les bains froids doivent donner un abaissement de température très marqué, et que chez ces malades livides, frissonnants, le thermomètre va révéler une chute de plusieurs degrés. Les faits ne répondent point à l'attente, et Lieberminster a depuis longtemps affirmé que, pour obtenir un abaissement réel de la température interne, il faut recourir à des soustractions considérables de chaleur. Le bain à 20° de 15 mi-

nutes de durée détermine un abaissement de température
de 0,8 à 1,2. C'est le chiffre que nous avons le plus ordinairement rencontré : rarement le thermomètre accuse
une chute de plus de 2 degrés. On a cité des abaissements de 4 et 5 degrés, mais dans ces cas les auteurs n'in-
diquent pas si la température a été prise dans le rectum,
nous n'avons pas besoin d'insister sur ce fait que la température axillaire ne peut être appliquée au traitement
par les bains froids, car elle ne donne que des renseigne-
ments sans valeur, en indiquant non la température centrale, c'est-à-dire la température vraie du malade, mais
en exprimant simplement le degré de réfrigération de la
peau. Au sortir du bain, le malade n'a pas encore atteint
son abaissement maximum, le thermomètre continue à
descendre pendant un quart d'heure environ, et cette
chute est souvent de 2 dixièmes, puis la température
reste stationnaire jusqu'à la fin de la première heure,
regagne 4 à 5 dixièmes dans la deuxième heure, continue
à progresser rapidement et atteint son maximum deux
heures et demie après le bain : en sorte que souvent le
malade à ce moment revient au point de départ. La réfrigération n'est pas la même chez tous les sujets, elle
est plus prononcée chez les enfants, moins considérable
chez les hommes obèses, souvent faible chez les femmes
sans doute à cause de l'épaisseur de leur tissu adipeux ;
elle varie également avec l'intensité de la fièvre ; elle est
d'autant moins marquée que la maladie est plus grave :
Faible, durant les dix premiers jours de la maladie, l'a-
baissement est au contraire considérable lorsque les
bains sont donnés pour la première fois après le quinzième ou le dix-huitième jour : c'est alors que l'on est

exposé à rencontrer de véritables températures de collapsus. Ajoutons enfin qu'il existe une série de variations individuelles et de variations horaires encore mal connues : c'est ainsi que Ziemssen aurait rencontré les plus fortes rémissions à midi, sept heures du soir, six heures du matin.

Pour étudier les modifications produites par les bains, pour se rendre compte de l'apyrexie qu'ils créent, les tracés avec les températures du matin et du soir sont absolument insuffisants. Il faut de toute nécessité relever les températures toutes les trois heures et les inscrire ; la forme de la courbe n'est plus la même et l'on a peine à croire en examinant deux tracés, l'un à 2 notations, l'autre à 8 par jour, qu'il s'agit dans les deux cas du même malade. Pour rendre plus expressifs ces tracés à notations multiples il est bon de déterminer sur une ligne à part la température moyenne de chaque jour avant et après les bains, en additionnant tous les chiffres notés et en divisant le total par le nombre des températures. En opérant ainsi l'attention n'est pas distraite par des crochets multiples, le chiffre moyen figuré par une ligne droite parle plus directement à l'esprit que les oscillations de la courbe.

Nous aurons donc à étudier l'influence du bain froid :

1° Sur le tracé à deux températures, matin et soir ;

2° Sur les tracés à notations multiples : dans lesquels nous inscrivons toutes les températures d'avant et d'après le bain : pour rendre ce tracé plus clair, nous réunissons tous les maxima, en sorte que la ligne supérieure nous indique d'une façon précise à quel degré de température se trouvait le malade à divers moments du jour : la ligne inférieure résultant des températures notées après le bain nous permet de nous rendre compte du degré de réfrigération obtenu;

3° Les lignes de température moyenne : maximum et minimum obtenues comme nous l'avons indiqué plus haut.

I *Tracé ordinaire* : deux *Températures* : Dès les premiers jours l'action du bain est incontestable et l'élévation de la température est enrayée; le jour même ou le lendemain un mouvement de descente se dessine; le stade des oscillations ascendantes est interrompu si le bain est employé assez tôt; la période des oscillations stationnaires est remplacée par une ligne de descente plus ou moins rapide souvent interrompue par des élévations momentanées, suivies de rémissions profondes; la longueur de la courbe nous démontre que si la maladie est troublée dans son évolution, sa durée du moins n'est pas abrégée. — La période fébrile est aussi longue chez les malades baignés que chez ceux qui sont soumis aux autres traitements.

II. *Tracés fournis par les températures avant et après le bain.* — Le bain détermine dans la forme de la courbe un changement complet, il la brise pour ainsi dire, et les tracés rendent compte de ce fait en montrant que dès le deuxième jour les maxima observés ne restent pas au même niveau, qu'ils tendent à descendre d'une façon progressive et que l'ensemble de la ligne des températures ne se présente plus avec les oscillations caractéristiques de l'évolution de la maladie. La température vespérale la plus élevée présentée par le malade lorsque l'on commence le traitement est une température maximum qui

ne sera plus atteinte tant que les bains seront méthodiquement employés. On observe dans le cours de la maladie
des exacerbations qui pourront avoir une certaine
importance, mais sans atteindre au niveau de la température initiale ; ce n'est point là une remarque propre à
quelques cas spéciaux choisis intentionnellement dans
une série d'observations, mais une formule générale
s'appliquant à l'ensemble des malades traités par la
méthode de Brand. A Lyon, nous avons souvent étudié
les typhiques à ce point de vue et presque toujours
nous avons pu vérifier cette règle. Çà et là, nous avons
rencontré quelques exceptions, mais la méthode n'avait
pas été appliquée d'une façon systématique, les bains
avaient été suspendus, et c'est ainsi que s'expliquait
l'élévation anormale de la température. Dans d'autres
cas, nous avons remarqué que la température prise avant
le deuxième et le troisième bain restait aussi élevée que
la première, mais ces faits assez rares ne nous paraissent
nullement infirmer le principe que nous établissons, car
à partir du troisième bain la descente s'effectuait et les
températures observées restaient toutes inférieures aux
précédentes. La formule se vérifiera encore dans ces cas,
si, au lieu de prendre comme température extrême celle
du premier bain, l'on se borne à prendre la température
la plus élevée des dix premières heures du traitement,
l'on aura ainsi et d'une façon certaine la température
extrême atteinte par le malade, température à laquelle
il ne parviendra plus tant que les bains seront donnés
régulièrement.

La ligne obtenue en réunissant les températures notées
après le bain nous permet de juger de l'état d'apyrexie

et nous montre combien parfois la réfrigération est variable d'intensité chez les mêmes malades.

III. *Courbe des températures moyennes.* — L'examen de la ligne supérieure nous donne le moyen d'étudier avec rigueur l'état d'hyperthermie du malade, alors que cette notion nous échappait avec le tracé à deux températures qui forcément ne peut rendre compte des rémissions. C'est ainsi que l'on rencontrera un certain degré de discordance entre les données fournies par les deux sortes de tracés. En examinant simultanément les deux lignes de température moyenne, l'on est bien vite frappé de leur marche parallèle ; elles s'abaissent progressivement et se suivent, en quelque sorte : à l'abaissement de la ligne supérieure correspond l'abaissement de la ligne inférieure et cette forme en escalier, que l'on trouvera dans tous les tracés, démontre nettement que dès le premier jour la température tend à décroître, que dès les premiers bains la défervescence commence : cette descente en escalier est constante, avons-nous dit, mais elle ne s'observe que durant les premiers jours du traitement, et la concordance entre les deux lignes supérieures et inférieures cesse de se montrer dès que le malade passe des bains ; les deux lignes paraissent alors évoluer d'une façon indépendante, la réfrigération étant moins souvent renouvelée, la ligne supérieure tend à reprendre un niveau plus élevé tout en restant bien au-dessous du degré noté les premiers jours. Nous avons dressé la courbe moyenne complète dans notre seconde observation afin de bien mettre en relief la régularité de la descente dans les premiers jours, puis le défaut de concordance entre les deux lignes à partir du moment où les bains deviennent moins fréquents.

En résumé, avec le traitement par le bain froid appliqué hâtivement, on peut compter : 1° sur une ligne de descente rapide ; 2° sur un abaissement successif des températures, le malade n'atteignant plus la température extrême notée le jour où le traitement a été commencé ; 3° sur une marche parallèle des deux courbes moyennes en rapport avec l'action du froid sur le processus fébrile. Nous faisons les réserves les plus absolues sur la nécessité d'appliquer le traitement hâtif d'une façon méthodique pour observer ces résultats. En individualisant la méthode, en donnant les bains plus courts, en les donnant moins fréquents, en les supprimant la nuit, en ne baignant les typhiques qu'après le quinzième jour, l'on se place dans d'autres conditions et l'effet sur lequel nous insistons ne sera pas obtenu. — Il nous aurait été facile de produire des tracés venant à l'appui de cette manière de voir, mais pour ne pas être accusé d'avoir choisi pour les opposer les uns aux autres des faits heureux et des faits défavorables, pour éviter le reproche de partialité, même de partialité inconsciente, nous préférons comparer nos tracés personnels avec les tracés fournis en 1878 par Labadie-Lagrave dans sa thèse d'agrégation. — Au premier abord, nous sommes frappés de l'amplitude des rémissions. Toutes les observations présentent un abaissement moyen de 3 degrés après le bain ; abaissement qui à deux reprises, dans l'observation numéro 1, dépasse 5 degrés ; le malade qui était à 40,2 avant le bain descend à 34. Il est juste d'ajouter pour expliquer cette chute que le traitement n'a été institué que le quinzième jour et que cet abaissement extrême ne s'est produit que le dix-huitième jour après un bain à 18 degrés de 20 minutes de durée. Toutes les courbes données par M. Labadie-Lagrave diffèrent essentiellement de celles que nous avons fournies ; aucune ne présente le mouvement de descente sur lequel nous avons insisté : la température initiale observée au moment des premiers bains est souvent atteinte à nouveau, souvent même dépassée. Dans l'observation numéro 1, le malade a atteint une température de 40,5 lorsqu'il est baigné pour la première fois ; nous le retrouvons le même jour à 41, le lendemain à 40,8 et à 41. Le cinquième jour du traitement il est à 41,3. Dans l'observation numéro 2, le malade est mis au bain le trentième jour après avoir été traité par les lotions, et à ce moment il présente une température de 40,3 ; nous le retrouvons les jours suivants à 40, 40,1 et, après une interruption des bains, à 40,8 et 41. Dans l'observation numéro 3, le bain est donné pour la première fois au quatorzième jour, le malade étant alors à 39,5 ; nous le retrouvons les jours suivants à 40, 40,3, 40,7. — Toutes ces observations présentent des particularités analogues : nulle part nous ne retrouvons une courbe complètement modifiée, les rémissions sont d'une grande amplitude, mais elles ne tiennent pas, et la ligne supérieure reste au même niveau.

Quelque soit le résultat thérapeutique obtenu, ces faits ne peuvent être invoqués ni pour ni contre la méthode de Brand ; il s'agit, il est vrai, de malades traités par l'eau froide, mais aucun d'eux ne rentre dans les conditions rigoureuses posées par Brand d'un traitement institué dès les premiers jours, continué d'une façon.

invariable tant que la température atteint un certain niveau. Pour donner des succès, la méthode de Brand veut être appliquée d'une façon systématique; elle ne devient puissante que si le bain est répété, que lorsque la réfrigération qu'il détermine est persistante, continue. On a exagéré beaucoup l'action antithermique du bain. Nous l'avons déjà dit, elle est moins considérable qu'il ne semble au premier abord, — elle est essentiellement variable avec chaque individualité, et dans le cours d'un traitement le même organisme ne réagit pas toujours d'une même façon : chez le même malade le bain donnera tantôt 4 dixièmes d'abaissement, tantôt un degré, quelquefois même davantage sans que le médecin puisse prévoir à l'avance quelle sera la rémission. — Nous donnons sous forme de tableau le relevé de quelques température notées chez notre malade numéro 1; il est facile de voir que l'abaissement ne suit aucune règle, qu'il dépend de causes inconnues, et qu'il varie d'un instant à l'autre. Théoriquement il devrait être proportionnel à la durée du bain, il est loin d'en être toujours ainsi, comme le montrent les deux tableaux dressés pour la même malade d'après la durée du bain.

Si, d'une part, nous voyons qu'un bain de 10 minutes a donné de 0,3 à 0,7 d'abaissement, tandis que porté à 15 minutes il fournit une chute de 1,7; d'autre part, nous observons qu'avec une température de 39,2 le bain de 10 minutes procure une rémission de 1,7, tandis qu'avec une durée de 15 minutes l'oscillation n'est que de 0,5 à 0,6. — Tous ces résultats sont variables et montrent combien l'action antithermique du bain est incertaine, quels écarts elle fournit, entre quelles limites elle oscille, sans

qu'aucune explication puisse être donnée de ces différences.

BAINS DE DIX MINUTES			BAINS DE QUINZE MINUTES		
Avant le bain.	Après le bain.	Abaissement.	Avant le bain.	Après le bain.	Abaissement.
40,3	39,2	1,1	40,1	39,4	0,7
40,0	39,3	0,7	40,1	39,4	0,7
40,0	39,7	0,3	40,0	38,3	1,7
39,6	38,7	0,9	39,8	38,6	1,0
39,5	38,7	0,8	39,8	39,1	0,7
39,5	38,5	0,8	39,8	38,7	1,1
39,4	38,0	0,9	39,7	38,6	1,1
89,4	39,1	1,4	39,4	38,4	1,0
39,4	38,7	0,3	39,4	38,8	0,6
39,3	38,5	0,6	39,2	38,6	0,6
39,2	37,5	1,7	39,2	38,7	0,5
39,2	38,4	0,8	39,1	38,8	0,3

Pour notre compte, nous n'attachons à l'effet antithermique seul qu'une faible importance, et nous croyons
que si les bains ne donnaient que l'abaissement immédiat
de la température la méthode compterait bien peu de succès. Dès le début de la dothiénentérie, les rémissions produites par le froid sont faibles, alors qu'elles deviennent
considérables dans les derniers jours de la maladie; si la
réfrigération était tout dans le traitement par l'eau,
la méthode deviendrait d'autant plus puissante qu'on agi-
rait plus tard, qu'on baignerait un malade moins rebelle
aux abaissements de température. Or, il n'en est rien, et
le traitement de Brand perd la plus grande partie de son
efficacité au déclin de la maladie; à ce moment on pourra
produire la réfrigération, mais le processus fébrile aura
évolué, elle sera temporaire, et la courbe ne sera que fai-
blement modifiée par l'eau froide. Que le malade soit
baigné dès le début, surtout dès les cinq premiers jours,
et tout autres seront les effets; les rémissions seront

peu sensibles mais souvent elles seront obtenues d'une façon définitive ; le malade ne présentera plus la température du point de départ. La représentation graphique des températures moyennes prendra une forme caractéristique en escalier; la réfrigération n'agit plus seulement sur le malade comme dans les derniers jours, elle fait sentir son action sur la maladie, son influence se traduit par des modifications du tracé.

Si le bain n'agissait qu'en abaissant la température, s'il ne possédait qu'une action antithermique, nous n'aurions pas dès le début des lignes de descente aussi nettement accusées ; les phases de la maladie se succéderaient dans leur ordre naturel, et la ligne des températures moyennes s'élèveraient dans la période des oscillations ascendantes, puis resterait stationnaire, pour ne s'abaisser que dans la période des oscillations descendantes. Or en est-il ainsi dans notre premier tracé. Dès le premier jour, la tendance à la défervescence s'accuse, elle se complète les jours suivants : Plus d'oscillations stationnaires, chaque jour comporte un progrès; quelques élévations passagères se produisent, mais elles sont suivies de longues rémissions et restent sans influence sur la température moyenne dont la décroissance ne fait pas une seule fois défaut. Pour briser ainsi la courbe, il faut plus qu'une action antithermique, il faut que le bain ait prise sur la maladie, qu'il puisse troubler son évolution, l'enrayer peut-être, il faut enfin qu'il ait une influence antipyrétique. Cette action antipyrétique est pour nous la raison d'être de la méthode de Brand et son importance dépasse de beaucoup celle de la réfrigération immédiate. Dans les premiers jours, le bain agit sur le malade en diminuant

la température; sur la maladie, en créant par cette apyrexie artificielle un milieu moins favorable à l'évolution
du poison typhique. Il est à la fois antithermique et
antipyrétique. Employé tardivement vers le quinzième où
le dix-huitième jour, le bain n'a plus qu'une influence in-
constante sur une maladie en pleine évolution, il ne peut
ni l'enrayer, ni l'entraver dans son développement. Son
utilité dans ces cas est tout entière dans la menace de
l'hyperthermie; le bain alors n'a plus qu'une action
antipyrétique douteuse, il ne vaut que par la réfrigération qu'il détermine, il est simplement antithermique.
Cette double action du bain nous explique la différence
des résultats fournis par le traitement en rapport avec
l'époque à laquelle il a été commencé.

En étudiant les effets immédiats du bain nous avons
signalé le ralentissement du pouls. C'est là un phénomène
constant qui se produit dès les premières minutes de l'immersion; le pouls perd de sa fréquence et devient petit surtout au moment où le frisson se produit. Cet état dure peu,
à peine le malade est-il à son lit que le pouls se régularise,
devient plus plein, plus ample, en présentant toutefois
une grande diminution de fréquence, il n'est pas rare de
trouver trente pulsations de moins : en général le ralentissement est moins marqué, et la différence moyenne
est seulement de 10 à 20 pulsations: la fréquence du
pouls est en rapport étroit avec le niveau de la température; aussi lorsque l'action du bain est épuisée, le pouls
reprend sa fréquence. Le dicrotisme ordinaire dans la fièvre typhoïde disparaît avec le bain; il est facile de s'en
assurer en explorant la radiale. M. Glénard, le premier,
a fourni des tracés très démonstratifs à cet égard, le phé-

nomène depuis a été signalé par d'autres observateurs et
en particulier par M. Bondet et M. Libermann : Cette
modification du pouls est aussi constante que sa diminution de fréquence. Pendant les quatre ou cinq premiers
jours du traitement la dicrotisne ne disparaît que d'une
façon passagère, il cède en général pendant les deux heures qui suivent, mais reparaît durant la troisième ; après
six ou huit jours le dicrotisme cesse d'une façon complète et ne se montre plus alors même que des bains sont
supprimés.

Le bain ralentit également les mouvements respiratoi-
res qui deviennent larges et profonds. Durant l'intervalle compris entre deux bains, le rythme respiratoire
conserve ce caractère de rareté et d'amplitude.

Du côté du tube digestif les modifications produites
par le bain ne sont pas moins importantes. La langue se
dépouille, perd son aspect corné, devient rosée, humide, il est rare que ce changement ne soit pas obtenu
après deux jours de traitement ; en même temps les fuliginosités disparaissent. Le réveil de l'appétit s'accuse dès
les premiers bains, le malade prend avec avidité du lait,
des potages, de légers bouillons. Il devient insatiable, et
il faut savoir résister à ses supplications. Cette augmentation de l'appétit constitue parfois un véritable danger,
et il faut surveiller les malades avec attention pour les
empêcher de dérober le pain de leurs voisins. L'alimentation exagérée peut être nuisible et détermine une brusque élévation de température ou une abondante diarrhée ;
c'est un écueil du traitement par les bains froids, les
malades par leur ruse déjouant souvent la surveillance
dont ils sont l'objet. Les urines deviennent plus abondan-

tes, plus claires, mais nous ne pouvons dire si leur composition est modifiée. Théoriquement il semblerait que le bain dût rendre plus fréquente l'apparition de l'albumine déjà si ordinaire dans la fièvre typhoïde. Or c'est précisément le fait inverse que nous avons remarqué. A plusieurs reprises nous avons vu l'albumine disparaître des urines après 10 à 12 bains. En tout cas l'existence de l'albumine dans l'urine ne saurait être regardée comme une contre-indication du traitement par le bain. (Observation 3).

De sèche et brûlante la peau devient moite, fraîche, halitueuse. Tant que le malade reste sous l'influence du bain, la face a sa coloration normale, mais dès que la température s'élève à nouveau, les pommettes se colorent, le visage devient rouge, et cet aspect spécial devient assez frappant pour avoir été remarqué par les infirmiers qui prévoient ainsi qu'un nouveau bain va être nécessaire.

Le traitement par l'eau froide n'a aucune influence sur la menstruation, et les bains ne sont jamais suspendus durant les époques.

Avec le traitement par les bains, la convalescence devient merveilleuse de rapidité, en quelques jours (sept à douze en moyenne) le malade revient à la santé. Les troubles nerveux sont absolument exceptionnels et le délire dépressif de la convalescence n'est jamais observé. Il en est de même des troubles de la mémoire. Nous rappelons l'influence si rapide des bains sur les phénomènes nerveux de la période fébrile, il n'est peut-être pas téméraire d'attribuer à la prompte disparition des accidents ataxiques et adynamiques l'absence constante des troubles nerveux dans la convalescence. Les eschares ne sont plus observées à Lyon, et pour notre compte nous n'avons rencontré qu'un seul exemple de cette complication. Par contre, les bains paraissent déterminer assez souvent l'apparition d'une série de furoncles qui se montrent durant la convalescence. Est-ce un phénomène critique? Faut-il y voir au contraire le résultat de la réfrigération longtemps continuée et agissant d'une façon spéciale sur le tégument? C'est à cette action toute locale du froid, c'est sans doute à des altérations nerveuses périphériques qu'il faut rattacher un autre phénomène souvent observé dans la convalescence, spécial aux malades traités par les bains et qui se traduit par une véritable acrodynie, par des fourmillements, des douleurs vives dans les extrémités inférieures. Dans des conditions différentes les médecins de Crimée ont observé des troubles analogues chez les soldats qui demeuraient longtemps dans les tranchées, soumis à l'action continue d'un froid humide. Peut-être y a-t-il quelque analogie à établir entre ces accidents et ceux que nous avons remarqués chez nos malades.

Les bains ne doivent pas être continués jusqu'à l'apyrexie complète. On peut les supprimer dès que la température ne dépasse plus 38,5 le soir. On ne les cesse jamais brusquement; le plus ordinairement le malade après six ou huit jours de traitement a dans la matinée une température inférieure à 38,5, ne comportant pas le bain : le lendemain le même phénomène se présente, mais au lieu d'une seule température inférieure à 38,5 il s'en trouve deux et quelquefois trois. Il en est de même pour les jours suivants, en sorte que les bains ne sont plus donnés à un intervalle aussi régulier et ne deviennent nécessaires qu'après un intervalle de six ou de neuf heures. Théoriquement lorsqu'un bain a été sauté, il faudrait donner le bain suivant dès que la température du malade revient à 38,5 et par suite prendre la température de demi-heure en demi-heure jusqu'à ce qu'un nouveau bain soit jugé nécessaire. Cette conduite est celle qu'il faut suivre pour un malade isolé, là où il n'y a aucun inconvénient à troubler la série des heures, dans la clientèle par exemple ; à l'hôpital on se borne sans grand dommage à attendre trois heures afin de ne pas troubler l'organisation du service, la pratique démontrant qu'il n'y avait pas nécessité absolue d'agir autrement. Progressivement le malade arrive à ne prendre que quatre ou cinq bains dans les vingt-quatre heures : on les cessera d'une façon définitive dès que le malade n'aura plus que trois bains à prendre dans les vingt-quatre heures. On remarquera que la diminution dans le nombre des bains est régulièrement progressive. Dans notre observation numéro 1, la malade « saute » successivement un bain le cinquième jour, trois le sixième, quatre le septième, puis cinq et sept. A la fin du traitement les malades manifestent une grande répugnance pour le bain qui, à ce moment, est mal supporté et peut donner naissance à des complications pulmonaires. Tandis que dans la période de début son innocuité semble absolue : c'est cette tolérance du fébricitant que Jurgensen met en relief en disant : « Wer Fiebert erhæltet sich nicht. Le fiévreux ne prend pas de refroidissements. »

La réfrigération ne visant que l'un des éléments de la

fièvre typhoïde, l'hyperthermie, le traitement par l'eau serait incomplet si le médecin ne se préoccupait de lutter contre l'autre symptôme dominant l'adynamie : d'où la nécessité de soutenir le malade, de le nourrir dès les premiers jours. Chez les typhiques traités par le bain, l'alimentation devient facile grâce au réveil de l'appétit. Les malades réclament eux-mêmes des aliments et acceptent volontiers du bouillon, des potages à la peptone, du vin, du thé au rhum, du lait. Le vin est donné très largement dans les formes graves, et dans les cas franchement adynamiques. Chez certains malades l'exagération de l'appétit est telle, qu'il faut exercer une grande surveillance pour éviter des écarts de régime.

En nourrissant ainsi le malade dès les premiers jours l'on remplira l'une des indications générales du traitement de la fièvre typhoïde, formulée par M. le professeur Jaccoud en 1872 : « Épargner et soutenir dès le début les forces du malade en prévision de l'agression prolongée qu'il doit subir. »

TRAITEMENT RETARDÉ

Commencé après le quinzième jour, le traitement par les bains froids perd la plupart de ses avantages. Ses effets sur l'économie sont tout autres, et en étudiant son influence sur la température nous avons déjà indiqué que les bains produisaient, vers la fin de la maladie, des abaissements considérables, abaissements suivis d'ascensions rapides, ne créant pas une véritable apyrexie au profit du fébricitant. — Les courbes de température moyenne obtenues dans ces cas ne présentent pas, dès le début, la marche en escalier, il faut cinq ou six jours de traitement suivi pour que la défervescence s'accuse et que les rémissions soient réellement acquises. (Tracé n° 3). Non seulement il nous paraît établi que le bain modifie peu la marche de la maladie, mais nous n'oserions affirmer qu'il ne présente pas quelques dangers dans son emploi : c'est en effet la période de toutes les complications (syncopes-pneumonies), et la plupart des observations dans lesquelles des accidents ont été signalés se trouvent appartenir au traitement tardif : la convalescence n'a plus cette marche si frappante, si rapide que nous avons signalée comme une des caractéristiques du traitement par l'eau; le malade traîne, se rétablit lentement, et n'échappe pas aux troubles intellectuels. M. Humbert Mollière a bien voulu nous adresser l'observation d'une malade traitée au dix-septième jour, et dans la note qu'il nous fait parvenir il insiste sur la nécessité du traitement hâtif : la compétence toute spéciale de l'auteur du rapport présenté en 1876 sur la méthode de Brand à la Société des sciences médicales de Lyon, nous paraît un précieux argument en faveur de notre manière de voir. — Nous relatons brièvement cette observation :

Hugue, Marie, 29 ans, tisseuse, entrée le 29 décembre 1882, salle Sainte-Blandine, numéro 48. Traitement commencé le dix-septième jour 36 bains.

Antécédents héréditaires et pathologiques inconnus. La malade ne donne aucun renseignement, mais une note du médecin qui l'a soignée en ville porte : Début. Il y a 16 jours, fréquents vomissements ;

épitaxis abondante. A l'entrée à l'hôpital : état ataxo-adynamique très prononcé, carphologie, soubresauts des tendons : délire tranquille, paroles incohérentes : la malade ne répond que très lentement aux questions qu'on lui adresse : Langue sèche : diarrhée excessivement fétide, abondante. Pression très douloureuse dans la fosse iliaque droite, gargouillements. Éruption confluente de taches rosées lenticulaires. Raie méningitique. Bronchite généralisée mais peu intense. Malgré l'usage des compresses froides et des lavements la température se maintient depuis quinze jours entre 39,5 et 40. Ce soir après deux bains froids le délire est plus accentué, la diarrhée toujours abondante est fétide. Incontinence des matières : pas d'albumine dans l'urine.

31 décembre. Plus de délire, la malade répond bien : langue moins sèche. Température 38,8. Soir 40.

3 janvier. État général aggravé, prostration très accusée. La bronchite est plus intense. Temp. 37,5. Soir 38,3.

6 janvier. Pouls dicrote. Souffle systolique à la pointe, expectoration de quelques crachats sanguinolents. Persistance des signes de bronchite.

10 janvier. Suppression des bains. Température le soir 38°.

12 janvier. Douleurs articulaires vagues, le ventre n'est plus douloureux : la malade quoique faible a pu se tenir plusieurs heures assise. Elle a mangé un peu. Pas d'albumine.

15 janvier. La bronchite persiste. Vésicatoire à la base droite.

17 janvier. La fosse iliaque droite redevient douloureuse : on applique des compresses froides, légère prostration. Otorrhée droite. Surdité.

22 janvier. Les râles humides persistent à la base droite. Second vésicatoire, à plusieurs reprises la malade présente le soir une température de 39,5 qui ne peut s'expliquer par l'ingestion des aliments.

25 janvier. Lenteur dans les réponses : paresse intellectuelle.

27 janvier. Apathie et prostration. Stimulants diffusibles.

29 janvier. L'otite qui avait diminué depuis plusieurs jours a reparu hier : douleur, suppuration. Surdité complète.

31 janvier. A tout moment dans la journée la température s'élève sans coïncidence avec l'ingestion des aliments. Temp. le matin 38,4. Les réponses restent lentes.

2 février. État général meilleur : appétit très augmenté. La faiblesse musculaire est toujours grande.

20 février. La malade est actuellement en bonne voie de guérison.

Nous relevons dans cette observation un certain nombre de particularités qu'il faut s'attendre à rencontrer avec le traitement tardif ; ainsi les symptômes de prostration ont cédé lentement ; la bronchite n'a pas été modifiée par le bain, elle persiste malgré le traitement hydrothérapique. — L'appétit n'a pas été augmenté pendant la période des bains. — Des exacerbations fébriles avec symptômes de stupeur se sont montrées à plusieurs reprises. — La convalescence a été lente à s'établir, la malade conserve une certaine paresse de l'intelligence.— Ainsi le bain employé tardivement perd la plupart de ses avantages ; aussi le regarderons-nous comme le traitement à appliquer, non à toutes les fièvres, mais seulement à certains cas graves, soit par l'hyperthermie, soit en raison de symptômes ataxiques très prononcés. — Par contre il présente de grands dangers dans les formes adynamiques et doit absolument être repoussé *dans les cas où l'adynamie* est le phénomène dominant et ne peut pas être subordonnée à l'hyperthermie commeà sa cause principale.

DU BAIN FROID DANS LES COMPLICATIONS

Avec sa formule systématique et l'étrange nouveauté de sa conception, la méthode de Brand devait soulever d'ardents contradicteurs. Les critiques ne lui ont pas manqué, et le traitement par l'eau froide a été présenté comme impuissant à prévenir les complications normales de la fièvre typhoïde, tout en étant capable d'en créer de nouvelles, mettant ainsi constamment en danger la vie du malade. — Pour les uns, c'est le refroidissement brusque de la périphérie qui va faire refluer le sang vers les muqueuses et déterminer des congestions, d'où les hémorrhagies et les accidents pulmonaires. Pour les autres, tout le danger de la méthode est dans la réfrigération sans réaction, qui déterminerait une dépression nerveuse, une hyposthénisation que traduit l'état d'algidité. Si ces critiques étaient fondées, si la méthode présentait tous les dangers dont on la charge, nous ne pourrions nous expliquer les résultats dont nous avons été témoin : M. Blachez, dans la *Gazette hebdomadaire* 1877, insiste sur la contradiction qui existe entre les vues théoriques sur lesquelles on juge la méthode et les résultats qu'elle paraît fournir : « Au premier abord, dit-il, il semble que le refroidissement brusque de la périphérie doive faire refluer le sang vers les muqueuses et déterminer des congestions, mais alors les pneumonies, les hémorrhagies seraient la règle et non l'exception. A moins de mettre en doute la bonne foi de tous les observateurs, nous voyons les succès se multiplier là où, théoriquement, des revers auraient dû se produire. Ce qu'il y a de plus remarquable c'est la conviction avec laquelle les bains sont utilisés. Est-il un seul médecin qui, dans un cas grave, hésitât à les employer pour lui-même ou pour les siens ? » — Les complications les plus graves de la fièvre typhoïde sont assurément les accidents pulmonaires, les hémorrhagies, la perforation intestinale, la mort subite par syncope. Nous rechercherons pour chacune de ces complications quelle est la part du bain froid, puis nous indiquerons les indications thérapeutiques qu'elles fournissent.

Complications pulmonaires : Mettre à l'eau froide un typhique avec déterminations thoraciques peut paraître un acte hardi, aventureux, presque téméraire tant l'esprit est encore imbu de l'influence pathogénique du froid sur les organes de la respiration.

Il semble qu'il y ait là une tentative thérapeutique irrationnelle en opposition avec les idées généralement reçues, en contradiction formelle avec l'aphorisme d'Hippocrate. « Frigides velut nix, glacies, pectoris inimica, tusses movent, sanguinis eruptiones ac catarrhos inducunt. » — Mais ce qui est vrai de l'état de santé, cesse de l'être pour l'état de fièvre et le fébricitant présente à l'égard du bain froid une tolérance toute spéciale, que l'on rechercherait vainement dans d'autres conditions, et qu'il faut admettre comme un fait d'expépérience, dans l'impossibilité où nous sommes d'en fournir l'explication ; le bain d'une durée prolongée donné à intervalles réguliers, de façon à maintenir une réfrigération énergique, à annuler pour ainsi dire, la réaction déterminerait rapidement chez l'homme sain les plus graves accidents, et la différence de ses effets chez le fébricitant et chez l'homme en santé est telle que la méthode, inoffensive chez l'un, serait incontestablement pleine de dangers chez l'autre. — Cette innocuité tient peut-être à l'action exercée sur les centres de calorification. Si l'on accepte les idées de Liebermeister, la chaleur animale est déterminée par un centre réglé pour la température de 37 dans l'état de santé ; que la fièvre s'allume, ce centre sera modifié et réglé pour une température plus élevée. Chez l'homme sain, le bain tend à créer un état anormal et provoque un phénomène pathologique par une réfrigération qui agit sur le centre thermique pour l'abaisser et l'amener à un niveau anormal. Dans l'état de fièvre au contraire, où les centres sont réglés pour une calorification exagérée, le bain en abaissant la température ramènera l'organisme à des conditions de fonctionnement, qui se rapprocheront d'autant plus de la normale que la réfrigération sera portée plus loin et que son action sur les centres thermiques se fera sentir plus énergiquement. Quoi qu'il en soit de cette explication, nous admettons l'innocuité du fébricitant pour le bain, comme un fait d'expérience; c'est grâce à cette innocuité que les complications ne se montrent pas là où on serait disposé à les attendre : Mais autant elles sont rares avec le traitement hâtif, autant elles deviennent fréquentes lorsque l'hydrothérapie est appliquée, pour la première fois, vers le quinzième ou le vingtième jour.

Bien que peu partisan de la méthode numérique, nous serons obligé pour ne point nous borner à une simple affirmation, de consulter le volumineux dossier fourni par M. Mollière, en 1876, et d'y rechercher si les malades traités par les méthodes ordinaires présentent moins d'accidents pulmonaires, que les malades soumis au bain froid; les complications thoraciques diverses ont été signalées 13 fois sur 234 malades traités par le bain froid; alors que 363 malades traités par les méthodes classiques ont présenté 20 fois des complications pulmonaires. En sorte que M. Mollière est amené à dire : « Par contre, et ceci pourra sembler paradoxal, les complications thoraciques ont été moins fréquentes chez les malades traités par les grands bains que chez ceux soumis aux méthodes ordinaires. » Le bain ne paraît pas augmenter le nombre des hémorrhagies intestinales qui dépendent bien plus de la constitution médicale que du traitement employé. Telle épidémie à Lyon n'a fourni qu'un contingent fort minime d'hémorrhagies intestinales, alors que quelque mois après des épistaxis survenaient chez nombre de malades. Si la théorie du refoulement du sang était exacte et d'accord avec les faits, l'hémorrhagie intestinale se produirait surtout dans le bain au moment du frisson, à l'instant où la réfrigération périphérique est à son maximum. Or il n'en est pas ainsi, et l'hémorrhagie, lorsqu'elle survient, se produit au moment où le malade se réchauffe; c'est deux heures environ après le bain que cet accident se produit, ce fait a été plusieurs fois constaté par MM. Chavannes, Julliard et Français.

M. Soulier a cherché à déterminer expérimentalement l'influence du bain sur la circulation intestinale. Pour cela il plonge dans de l'eau à 8° ou 14° des lapins ou des cobayes préalablement rasés, afin de permettre la réfrigération. A l'avance un thermomètre a été placé dans le rectum, l'animal est maintenu dans l'eau pendant quelques minutes. Dans six expériences, le thermomètre n'a accusé aucune élévation. Sur un autre lapin, il met à découvert la muqueuse de l'iléon, et l'étale; l'animal est plongé dans un bain à 15° sans que l'eau arrive en contact avec l'intestin; au moment de l'immersion, la muqueuse pâlit, et ses capillaires se vident en même temps que des mouvements vermiculaires se produisent, entraînant ainsi des matières intestinales. De ces expériences, il semble résulter que l'influence brusque du froid détermine une contraction synergique de tout le système capillaire et que le refoulement du sang ne se produit que dans les gros vaisseaux.

En Allemagne, Wunderlich fils (*Revue de Hayem*), a fourni une statistique défavorable au bain froid et tendant à démontrer que l'hémorrhagie est plus souvent observée avec le traitement réfrigérant; il signale 18 hémorrhagies sur 213 malades. En 1877, Goldstammer a discuté cette question à la Société de médecine de Berlin; à l'hôpital Béthanie, il aurait eu avec l'eau une proportion d'hémorrhagie de 4, 2, tandis qu'à la même époque, les autres traitements n'auraient donné que 3, 9. La différence est bien minime, et quoique cette question de rapport de causalité entre le bain et l'hémorrhagie soit encore discutée, il ne semble pas possible d'incriminer d'une façon sérieuse le traitement réfrigérant.

Syncope. C'est là encore l'une des grosses objections faites à la méthode, mais nous ne craignons pas d'affirmer qu'une syncope pouvant déterminer la mort est un accident absolument exceptionnel au début de la maladie, accident dont nous ne connaissons pas d'exemple. Fréquemment il arrive, surtout chez les femmes nerveuses, que le premier bain détermine durant un court espace de temps une sensation d'angoisse et de dyspnée fort pénible qui peut faire redouter une défaillance; mais ce n'est pas là un accident sérieux, il suffit de quelques frictions pour faire disparaître ce malaise et cette gêne respiratoire. Chez les malades qui témoignent d'une véritable répugnance pour le bain, il serait à coup sûr téméraire d'insister. Cette répugnance rare à la vérité est

l'une des contre-indications formelles du traitement.
Lorsque la maladie est arrivée au 3ᵉ ou au 4ᵉ septenaire,
les dangers d'une syncope grave deviennent plus mena-
çants, plus réels. Ici encore nous devons rappeler que le
malade ne doit être baigné après le quinzième ou le dix-
huitième jour que dans certains cas déterminés, et qu'à
cette période de grandes précautions deviennent nécessaires. L'hyperthermie a déterminé de profondes modifications dans l'organisme. Les altérations des viscères
sont fréquentes, le cœur surtout est atteint et devient
graisseux. Une lésion matérielle existe, lésion dont l'effet
fatal va se révéler à l'occasion d'un mouvement, d'une
secousse. Que dans ces conditions le malade soit porté au
bain, le choc de l'eau sera trop rude pour un cœur dé-
généré ; la syncope aura de grandes chances de se produire. Nous ne saurions rendre la méthode de Brand
responsable de semblables accidents.

Peut-on raisonnablement attribuer à la méthode de
Brand et exploiter contre elle des faits où l'application
de l'eau a été commencée tardivement à l'encontre des
préceptes formels qui sont la base du traitement et la
condition du succès ? Est-ce véritablement un malade
traité par l'eau froide que ce jeune homme (cité par
M. Mollière dans son rapport) qui, atteint d'une fièvre
grave, fut mis au bain par ses parents au dix-neuvième
jour sans l'avis d'aucun médecin et qui succomba dans
le premier bain ?

Méthodiquement employé, le bain prévient les altérations d'organes ; par suite en évitant la dégénérescence du
cœur, il diminuera les chances de syncope ; mais la mort
subite ne se produit pas toujours par ce mécanisme,

M. Dieulafoy a mis en relief l'importance pathogénique des actions réflexes dans la mort subite qui survient le plus ordinairement au début de la convalescence. Le bain pourra-t-il prévenir cette forme spéciale en conservant les forces du malade, en évitant les désordres de l'inanition prolongée ? Il faudrait, pour trancher la question, s'appuyer sur un chiffre imposant d'observations, et comparer les proportions respectives de mortalité selon les divers traitements. L'influence de l'épidémie ne doit pas être perdue de vue, et M. Alix, médecin militaire, a observé à Lyon cinq morts subites survenues en quelques semaines sur des cuirassiers non traités par les bains froids. Si des faits défavorables à la méthode de Brand étaient produits, il y aurait lieu de rechercher si des accidents analogues ne s'observaient pas à la même époque chez les malades soumis à d'autres médications. Si nous voulions répondre à toutes les objections élevées contre le bain et en discuter la valeur, nous devrions étendre démesurément cette étude et passer en revue toute la pathologie de la fièvre typhoïde, car il n'est pas de complications qui n'aient été rapportées au bain, aussi a-t-on pu dire : « Il semble qu'une fois dans la baignoire le malade ne puisse plus mourir d'autre chose que du bain. »

Assurément la réfrigération peut créer des dangers, c'est une méthode énergique qui présente tous les défauts de ses avantages, mais le médecin aura présent à l'esprit la tolérance du malade, l'innocuité du bain lorsque le traitement est commencé de bonne heure. Pour n'avoir pas de complications, il suffira d'éviter toute réfrigération partielle, et ce résultat est facile à obtenir. Lorsque le traitement est hâtif, le malade supporte le bain d'une façon parfaite pendant un temps très long, il semble que l'organisme est habitué au bain ; chez ces malades, les complications même à cette période ne sont pas à craindre. Il en est tout autrement si le traitement est employé pour la première fois du quinzième au vingtième jour : le malade supporte mal le bain, l'abaissement de la température devient considérable, le fébricitant ne réagit plus, la méthode, pour rester inoffensive, nécessite des soins vigilants, des précautions de tous les instants. C'est chez les malades ainsi traités que l'on observe de graves accidents pulmonaires, et la méthode qui à Lyon tendait à se généraliser à toutes les périodes de la maladie, est plus restreinte aujourd'hui ; si l'on reconnaît l'action incontestable de l'eau sur les symptômes ataxiques, même dans les derniers jours, on se souvient aussi que la réfrigération présente à cette époque de véritables dangers ; aussi les médecins lyonnais tendent de plus en plus à se rapprocher de la conception même de Brand, réservent le traitement pour les premiers jours et ne l'emploient qu'avec circonspection et dans les formes exceptionnelles lorsqu'il s'agit de typhiques déjà à une période avancée. Que fera le médecin en face des complications ? quelles indications nouvelles feront-elles surgir ?

Accidents pulmonaires. Au début de la maladie, et spécialement dans certaines épidémies, la fièvre présente des déterminations pulmonaires : le plus souvent, ordinairement dans les premiers jours, c'est une congestion qui se produit sur le poumon comme elle aurait pu se porter sur la peau, sur l'intestin, et qui s'accuse par une série de symptômes dont la caractéristique est leur mobilité. Cette congestion, qui semble due à l'intoxication du sang, disparaît avec rapidité chez les malades traités par le bain froid, et dans aucun cas elle ne saurait fournir une contre-indication à leur emploi. A une période plus avancée, et en général à la fin de la seconde semaine, les malades présentent les signes d'un catarrhe bronchique, mais l'on ne se trouve plus en présence d'un phénomène fluxionnaire, mais d'une congestion passive, hynostatique, localisée en arrière et à la base des poumons. Que les lésions s'étendent ou qu'elles persistent, l'on arrivera à l'altération des petites bronches au collapsus des lobules voisins, à l'atélectasie ; à cet état fréquent dans la fièvre typhoïde, que Bouillaud décrit sous le nom d'enchifrènement des bronches, de pneumonie bâtarde. Il semble que dans ces cas le bain doive créer un véritable danger et augmenter encore ces congestions qui assombrissent le pronostic. Il n'en est rien : l'un de nos malades a présenté des symptômes pulmonaires assez accusés, et le traitement n'a pas été interrompu un seul instant. La pneumonie hypostatique ne contre-indique nullement le traitement par l'eau, c'est l'opinion généralement acceptée par les médecins lyonnais. Le bain devient utile en réveillant l'activité réflexe des vaisseaux pulmonaires, en facilitant l'expectoration, en modifiant puissamment la paralysie vasculaire dans une affection où l'on a tant de congestions graves. Le malade sort de son état de stupeur, l'adynamie disparaît, il ne se tient plus immobile dans son lit, repose le plus habituellement dans le décubitus latéral. Ce changement d'attitude ne nous semble pas sans importance. Chez tous les malades atteints de bronchite un peu étendue, le bain est pénible et provoque des quintes de toux presque continuelle déterminant une expectoration muqueuse, parfois striée de sang. La dyspnée est exagérée pendant toute la durée de l'immersion. Il faut être prévenu de ces phénomènes et ne pas s'en alarmer. Tout au plus doit-on dans ces cas réduire le bain à une durée de huit ou dix minutes. L'amélioration de tous les symptômes hypostatiques est assez rapide, et il faut pour l'expliquer tenir compte à la fois des respirations qui deviennent larges et profondes et des contractions du cœur qui, sous l'influence de l'eau, se régularisent et présentent plus d'énergie. La pneumonie fibrineuse est rare dans la fièvre typhoïde; toutefois, depuis le travail de Cornil et les recherches de M. de Mérignac, l'on ne saurait en nier l'existence. Le plus ordinairement, cette complication apparaît à l'acmé de la fièvre, du deuxième au troisième septénaire : c'est ainsi que Ziemssen la regarde comme particulièrement fréquente entre le quatorzième et le vingtième jour. Toutefois on peut la rencontrer dès les premiers jours, et l'on voit alors les deux affections évoluer simultanément (pneumo-typhus). Le pronostic est notablement aggravé et le danger provient presque tout entier du cœur (Bernheim). Les chances de mortalité augmentent d'autant plus que la température reste plus longtemps élevée et que par suite le cœur est exposé à subir des altérations. Théoriquement il semble qu'il y ait dans cette considération une donnée en faveur de l'emploi du bain qui, faisant cesser l'hyperthermie, permettrait d'en éviter les conséquences. Nous devons dire que sur cette question l'accord fait défaut entre

les médecins lyonnais, et que leur pratique présente
quelques divergences. Tandis que les uns voient dans la
pneumonie fibrineuse une contre-indication formelle de
la méthode de Brand, les autres, au contraire, persistent
à employer les bains et couvrent la poitrine de compresses froides, en ne suspendant le traitement que si la
dyspnée n'a pas diminué au bout de vingt-quatre heures.
Pour juger quelle est la meilleure de ces pratiques, il
faudrait pouvoir s'appuyer sur une série de cas et rechercher la proportion des succès, en même temps que
l'on s'attacherait à déterminer quelles ont été les modifications produites par le bain; une semblable étude demande de longues années pour être conduite à bien;
toutefois nous rappellerons que la pneumonie franche
(en dehors de l'état typhique) ne paraît pas s'aggraver
sous l'influence de l'eau froide, puisque des médecins
comme Lebert, Vogel et Liebermeister ont employé le
traitement réfrigérant dans la pneumonie en obtenant
les résultats habituels. Il est vrai qu'ils reconnaissent
que la durée de la maladie n'est pas abrégée, l'on peut
alors se demander quel a été l'avantage du bain froid.
Pour résumer la pratique que nous avons vu suivre le
plus souvent, nous dirons : la pneumonie survenant chez
un typhique durant les dix premiers jours de l'affection
doit être traitée par les bains froids. Dans l'intervalle
des bains, insister sur les compresses froides laissées à
demeure sur la poitrine. A partir du douzième ou du
quinzième jour, le bain peut devenir nécessaire dans certains cas exceptionnels où l'on se trouve en face de
symptômes graves d'ataxie et d'une température hyperpyrétique. Le bain froid est extrêmement dangereux

lorsqu'il est employé contre la pneumonie survenant au
déclin de la maladie vers le vingtième jour. Toutes les
lésions pulmonaires anciennes préexistantes contre-indi-
quent de la façon la plus absolue l'emploi de la méthode
réfrigérante. L'*emphysème* est tout particulièrement aggravé. Notre ancien chef de service, M. Faivre, fut amené,
bien malgré lui, à baigner un infirmier atteint d'emphysème, qui contracta une fièvre typhoïde en donnant les
bains à l'hôpital de la Croix-Rousse (nous signalons en
passant que les infirmiers chargés du service des bains
sont souvent atteints par la fièvre typhoïde). Cet homme
avait dans les bains froids une confiance absolue, et il
les réclama pour lui-même. M. Faivre hésita d'abord à
cause du catarrhe ancien et très accusé, puis il céda devant les instances du malade. Durant les bains, les quintes
de toux étaient incessantes, le malade se cyanosait, il
survint de l'engouement pulmonaire, et le traitement dut
être suspendu au bout de deux jours ; du reste le malade
guérit. Cette confiance des infirmiers dans l'eau froide
est générale, et M. Bondet a signalé la pratique étrange
d'un baigneur attaché à son service, qui, en pleine épidémie, chaque matin, s'administrait une douche froide
dans l'espoir de se préserver de la fièvre typhoïde. En
terminant l'étude des complications pulmonaires, nous
rappelerons une observation due à M. le professeur Valette : il s'agissait d'un enfant de onze ans atteint de
coqueluche, qui contracta une dothiénentérie à forme
grave. Malgré l'existence d'accidents pulmonaires très
accusés, M. Valette eut recours à l'eau froide : la toux,
très fréquente dans le premier bain, disparut à partir du

troisième et cessa de se montrer pendant toute la maladie pour réapparaître durant la convalescence.

Hémorrhagie intestinale. Lorsqu'une hémorrhagie se produit dans le cours de la fièvre typhoïde, Brand ne modifie en rien son traitement, et il n'interrompt les bains que lorsque l'hémorrhagie devient véritablement abondante. A Lyon, les hémorrhagies ne sont pas envisagées comme une contre-indication du bain, toutefois l'on suspend le traitement le jour de l'hémorrhagie, et l'on redonne les bains dès le lendemain. Si l'on agit ainsi, c'est moins dans la crainte d'une congestion, d'un refoulement du sang qu'à cause de la nécessité où l'on se trouve de déplacer le malade pour le baigner et de lui imprimer ainsi des secousses dangereuses. Tant que le traitement est interrompu, l'on a soin de tenir constamment des compresses imbibées d'eau à 6 ou 8 degrés sur l'abdomen du malade.

Dans les cas de perforation intestinale, même à la moindre menace, les bains devraient être complètement supprimés.

Syncope. Toutes les fois qu'il s'agira d'un malade à une phase avancée de la fièvre, il serait nécessaire de s'assurer de l'état du cœur avant de commencer le traitement; au moindre signe d'une altération cardiaque il faudrait renoncer au bain froid. Liebermeister, 1875, fait les mêmes réserves au sujet de l'affaiblissement du cœur qui, pour lui, « est une contre-indication formelle, soit qu'il dépende d'une lésion ancienne, soit qu'il soit amené par la longue évolution de la fièvre ».

DU BAIN FROID DANS LES ERREURS DE DIAGNOSTIC

En dépit des données fournies par l'examen de la température, données sur lesquelles a tant insisté Wunderlich, il n'est pas toujours possible dès le cinquième jour de distinguer la fièvre typhoïde des autres affections qui présentent avec elles une grande ressemblance, et le médecin qui se renferme dans les limites assignées par Brand à l'emploi du traitement réfrigérant est fatalement exposé à commettre quelquefois des erreurs de diagnostic, et à baigner des malades qu'il reconnaît plus tard ne pas être atteints de fièvre typhoïde. Assurément c'est là l'une des imperfections de la méthode, l'un de ses desiderata. Pour l'embarras gastrique, nous l'avons déjà dit, il n'y pas lieu de se préoccuper d'une erreur de diagnostic, tant est grande l'innocuité du bain ; tout au plus pourra-t-on se reprocher d'avoir employé une thérapeutique sévère en face d'une affection qui aurait cédé aux moyens les plus simples.

Dans le typhus abortif la défervescence est complète après quinze ou dix-huit bains, mais les malades restent sans force, sans énergie, et continuent à présenter des symptômes abdominaux, bien que leur température ne dépasse plus 37°,5 à 38°. L'affection évolue dans l'espace de vingt-cinq à trente jours, et sa durée ne semble pas abrégée.

Certaines pneumonies se présentent avec l'allure de la fièvre typhoïde et exposent ainsi à des méprises ; l'on se

trouve en face d'un malade à température élevée avec
des symtômes pulmonaires peu accusés dès le début, l'aspect de somnolence et d'anéantissement est souvent assez
marqué, pour que, en temps d'épidémie, le médecin soit
porté à rattacher cet état à la fièvre typhoïde et à sou-
mettre le malade au bain froid. Notre chef de service,
M. Français, a commis une erreur de ce genre qu'il a
signalée à la Société des sciences médicales de Lyon. Le
diagnostic, dans le cas dont il s'agit, n'a pu être établi
qu'au huitième jour de la maladie, et au quatrième des
bains, par la marche de la température qui présenta en
ce moment une défervescence subite à la suite de laquelle le malade entra en pleine convalesce. Ces pneumonies sont mal connues, incomplètement étudiées, elles
paraissent rares, nous ne pouvons d'après un seul fait,
même favorable, établir l'influence du bain sur leur
évolution.

La tuberculose miliaire et la fièvre typhoïde présentent dans leurs symptômes une analogie trop grande
pour que le médecin qui accepte le traitement par l'eau
froide puisse espérer ne jamais commettre d'erreur;
mais cette méprise, pour regrettable qu'elle soit, ne présente ni la gravité ni les dangers qu'elle semble.com-
porter au premier abord. Les *Bulletins de la Société des
Sciences médicales* signalent quelques erreurs de ce genre,
et ces observations, loyalement fournies par leurs auteurs,
permettent de comparer les symptômes observés et de
chercher à en tirer les signes d'un diagnostic plus précis.
Un point paraît établi, bien qu'il contredise les notions
généralement acceptées, c'est que le bain n'exagère pas
les symptômes pulmonaires. La lésion ne reçoit pas de

coups de fouet. La température tombe, l'état général
cesse de s'aggraver, et la céphalalgie souvent atroce disparaît. La fièvre a cédé avec une grande rapidité, mais
l'on ne retrouve pas dans la forme de la courbe les modifications régulières que le traitement réfrigérant détermine dans tous les cas de fièvre typhoïde. Souvent le
diagnostic se précise après quelques bains, et permet
d'interrompre le traitement. L'irrégularité des températures a au point de vue du diagnostic une grande valeur,
et il est fréquent d'observer le type inverse en l'absence
de tout agent médicamenteux (quinine-acide salicylique).
La persistance de ce renversement de la courbe pendant
deux ou trois jours est presque caractéristique. Ajoutons
que la température est médiocrement élevée, et oscille
entre 39° et 40°. Les abaissements produits par le bain
sont plus considérables que dans la fièvre typhoïde. Chez
un malade il a suffi de deux bains pour ramener la température de 40° à 38°,2. La défervescence est rapide
et beaucoup plus accusée. Le pouls reste fréquent au-
dessus de 120 et ne présente pas une diminution régulière après chaque bain. Le calme produit par l'eau est
rarement complet, le malade ne sommeille pas dans l'intervalle des bains; l'amaigrissement est plus rapide que
dans la fièvre typhoïde.

Ces remarques sont déduites d'un nombre de cas trop
limité pour que nous ayons la prétention de les généraliser, et d'en tirer des conclusions; de nouvelles observations sont nécessaires pour arriver à donner un ensemble de signes prmettant un diagnostic précis.

TECHNIQUE DU TRAITEMENT RÉFRIGÉRANT

Des moyens divers ont été employés pour déterminer l'abaissement de la température, et, bien que la méthode de Brand ne comporte que l'emploi du bain froid, nous étudierons une série de procédés hydrothérapiques qui peuvent être utilisés dans le traitement de la fièvre typhoïde.

Bains froids. — Bains de 18 à 20 degrés, de 15 minutes de durée, répétés toutes les trois heures, tant que la température rectale dépasse 38°,5, telle est la formule du traitement employé par Brand. Bien que simple en apparence, cette méthode thérapeutique présente quelques difficultés de réalisation sur lesquelles nous nous proposons d'insister.

A Lyon, les bains ne sont point donnés au lit du malade, et on a renoncé d'une façon générale à l'emploi des baignoires mobiles : en donnant le bain dans la salle commune, on a, il est vrai, l'avantage de ne pas déplacer le malade, mais d'un autre côté, on l'expose fatalement aux inégalités de température, aux courants d'air, et c'est là l'un des écueils du traitement hydrothérapique. Aujourd'hui, dans chaque hôpital, il existe un certain nombre de salles plus spécialement affectées aux typhiques, et dans lesquelles on a ménagé une annexe servant de cabinet de bain : un infirmier est spécialement chargé de ce service, et grâce à l'intallation de conduites d'eau dans chaque cabinet, l'on peut avec un nombre de baignoires minime, de deux à quatre, donner des bains à une série de malades. Pour éviter les secousses qui ne paraissent pas étrangères à la production des hémorrhagies intestinales, les malades sont conduits à la salle de bain sur des fauteuils à roulettes munies de boudins en caoutchouc. Le transport est ainsi facilité et s'effectue sans cahots ; toutefois, il est certains malades qui, une fois le traitement commencé, se sentent assez forts pour marcher, et vont au bain en s'appuyant sur le bras de l'infirmier. Nous croyons qu'il vaut mieux, toutes les fois que le service le permet, exiger l'usage du fauteuil mobile.

Les fenêtres du cabinet de bain seront fermées en tout temps, même durant l'été; la porte ne restera jamais ouverte pendant toute la durée du bain. Ces recommandations, qui peuvent paraître puériles, ont une grande importance au point de vue des complications pulmonaires.

Dès que le malade entre dans le bain, l'infirmier placé à son côté lui fait une affusion sur la tête avec de l'eau à 6 ou 10°, eau que l'on a refroidie à l'avance en faisant fondre quelques morceaux de glace. Cette affusion, que l'on prolonge généralement pendant une minute, rend le bain moins pénible en évitant le sentiment de surprise et de gêne respiratoire qui se produit au début; si le délire est intense, l'affusion sera de plus longue durée, et l'eau sera projetée d'une certaine hauteur sur la tête. Durant toute la durée du bain l'infirmier veille à ce que le malade soit plongé jusqu'au cou, et que par suite les épaules ne restent jamais en dehors de l'eau. Pour favoriser la circulation et faciliter la réfrigération, il fait quelques frictions sur les membres supérieurs et la poitrine. Ce massage est particulièrement utile chez les malades qui supportent mal le bain, chez ceux qui se cyanosent très rapidement. Lorsque le malade commence à se plaindre, et que le frisson est imminent, il est bon de faire prendre quelques gorgées de vin. Le frisson, lorsqu'il survient, se montre à un moment très variable, mais, en général, de la huitième à la douzième minute; il faut alors insister sur le massage, les frictions et pratiquer une seconde affusion avant de cesser le bain. La durée du bain n'est pas et ne peut pas être la même pour tous les malades; bien que d'une façon générale l'on indique le bain de quinze minutes, il y a lieu de tenir compte de la façon dont le typhique supporte la réfrigération. Bien plus, l'on se base sur la température antérieure pour réduire, dans certains cas, la durée du bain, et dans nos observations le même sujet a pris des bains de dix et des bains de quinze minutes, selon que le thermomètre s'était élevé à 39°,4 ou à 40°. — La formule du bain de quinze minutes toutes les trois heures est une formule schématique applicable surtout à la fièvre traitée dès le début et évoluant sans complications. Chez les malades baignés tardivement il faut mesurer les procédés hydriatiques à l'indication, et proportionner l'intensité de la réfrigération à la gravité des symptômes, à l'état du malade.

L'affusion terminée (elle dure environ une minute), le malade s'enveloppe dans un drap, puis est entouré d'une couverture et reconduit à son lit sans être essuyé. Pour que la réfrigération persiste, le malade est peu couvert, un drap replié suffit en général. Toutefois, on place sur les membres inférieurs une couverture de flanelle remontant jusqu'au genou. A ce moment l'on fait prendre un potage et quelques cuillerées de vin pur. Brand recommande de faire boire tous les quarts d'heure une gorgée d'eau froide; cette prescription n'est pas suivie, à Lyon, afin de laisser les malades reposer tranquillement. Dans les cas où le météorisme est très marqué, on tient à demeure des compresses froides sur l'abdomen. Chez les enfants le bain ne doit pas dépasser six à huit minutes : cette durée est suffisante pour produire un abaissement de température très marqué.

Nous terminons en insistant sur la nécessité de vérifier fréquemment les thermomètres remis aux infirmiers, et de s'assurer que la colonne n'est pas brisée par un index.

Bains tièdes. — Ziemssen vante les bains à température décroissante : au lieu de donner d'emblée le bain à 18 ou 20°, il se sert d'eau à 33 ou 35°; le malade se trouve ainsi dans un bain dont la température initiale est inférieure de 5 ou 6 degrés à celle du corps; puis on ajoute progressivement de l'eau froide, de telle sorte qu'au bout de dix minutes le bain n'est plus qu'à 25°. On évite ainsi le choc; mais on prolonge la durée du bain. Lorsque le malade est resté vingt-cinq à trente-cinq minutes dans l'eau, on le transporte dans un lit chaud où il est convenablement recouvert. A Lyon, cette méthode a été employée à l'hôpital de la Croix-Rousse, par M. Laure, qui donne le bain à 30° et le laisse refroidir jusqu'à 25° : le bain est répété deux ou trois fois par jour. Le reproche le plus généralement adressé aux bains tièdes est l'insuffisance de leur action; ils ne produisent qu'un faible abaissement de température; en outre ils compliquent le service et exigent de la part des infirmiers une grande attention pour que le malade ne passe pas brusquement d'une température élevée à une température relativement basse. Toutefois les bains tièdes pourront être utiles chez les malades impressionnables ou sujets aux syncopes.

A Berlin, M. Riess a préconisé le bain tiède permanent. (*Centralblatt Vissenchaften,* juillet 1880) : Le premier jour le malade reste vingt-quatre heures dans un bain maintenu à 31° : un drap, fixé sur les bords de la baignoire, formant hamac. On se règle sur la marche de la température pour la durée des bains ultérieurs qui sont moins prolongés. Sur quarante-huit malades, ainsi traités, M. Riess a eu trois morts dont deux par pneumonie.

Affusions froides. — Les affusions n'ont de valeur que contre la stupeur et les phénomènes nerveux; c'est à ce titre qu'on les adjoint souvent au bain froid. — Liebermeister a montré qu'elles ne déterminaient qu'un abaissement insignifiant, souvent un ou trois dixièmes. Currie, de Liverpool, les préconisait dès 1787, dans le traitement de la fièvre typhoïde, mais il recherchait moins la diminution de température que le choc sur l'organisme, et son mode de traitement démontre à merveille qu'il envisageait le froid comme un agent perturbateur, comme un véritable procédé de révulsion. Pour avoir l'impression du froid aussi vive et aussi brusque que possible, il faisait pratiquer des affusions avec de l'eau à 4 ou 5 degrés. Le malade, complètement nu, était placé dans une baignoire, la personne chargée de l'affusion se tenait sur une chaise pour donner à l'eau une force de propulsion plus considérable; l'affusion était continuée durant deux minutes, puis le malade était enveloppé dans une couverture de laine et transporté dans son lit : impression brusque, saisissement, courte durée de la réfrigération, tout dans cette méthode était réuni pour obtenir, avec un abaissement de température minime, un choc considérable suivi de réaction.

Lotions : Les lotions faites sur tout le corps, soit avec de l'eau, soit avec du vinaigre aromatique, procurent au malade, surtout lorsqu'elles sont répétées six à huit fois par jour, une sensation de fraîcheur agréable; elles apaisent les phénomènes nerveux et, à ce titre, présentent d'incontestables avantages dans la fièvre typhoïde, mais elles n'ont qu'une faible action antithermique, surtout au point de vue de la température centrale qu'elles abaissent rarement de plus de trois à quatre dixièmes de degrés. A Lyon on tend à les réserver pour les fièvres légères; souvent aussi on les emploie avec avantage dans la clientèle, dans les cas où le traitement par les bains ne peut être pratiqué.

Enveloppements dans un drap mouillé : Ce procédé a été préconisé par Priesnitz, Scoutteten, et étudié surtout par Liebermeister. Un grand drap plié en deux ou en quatre est plongé dans l'eau puis exprimé et étendu sur un lit : le malade tout nu est enveloppé dans le drap, puis enroulé dans une couverture de laine et laissé ainsi pendant dix minutes. On pratique trois ou quatre enveloppements consécutifs. Pour Liebermeister l'effet de quatre enveloppements serait à peu près le même que celui du bain à 20° de dix minutes de durée. C'est donc un moyen de réfrigération énergique, mais d'un emploi difficile dans les hôpitaux, où il entraînerait une perte de temps considérable; à la campagne en particulier, l'enveloppement pourra rendre de grands services.

Application de glace : On a songé à produire une réfrigération générale par l'application prolongée de vessies
de glace sur de larges surfaces : M. Labadie-Lagrave
reproduit des tableaux de Riegel, de Wurtzbourg, qui
démontrent que deux vessies maintenues l'une sur
l'abdomen, l'autre sur le thorax pendant dix heures ont
suffi chez un fiévreux pour abaisser la température
rectale de près de 2°. Il nous semble que cette méthode
doit présenter quelques dangers, en exagérant la réfrigération locale, et que le poids même de la vessie doit
être singulièrement pénible dans une affection qui,
comme la typhoïde, s'accompagne toujours de météorisme. M. Rodet, de Lyon, a, dans le même ordre d'idées,
maintenu des vessies de glace sur la tête : il aurait ainsi
obtenu une amélioration manifeste des symptômes
nerveux et une réfrigération de quelques dixièmes de
degrés.

Ceinture : M. Clément, de Lyon, a communiqué à
l'Association française pour l'avancement des sciences,
Montpellier 1879, la description d'un appareil nouveau
permettant d'abaisser la température centrale sans
mouiller le malade, et sans l'obliger à quitter le lit. C'est
une ceinture en caoutchouc vulcanisé à double paroi,
assez longue pour entourer le tronc, et assez large pour
recouvrir l'abdomen et la partie inférieure du thorax.
Trois tubes assurent l'écoulement de l'eau et son renou-
vellement. Pour empêcher la ceinture de s'affaiser sous
la pression du corps, on a interposé à la région lombaire
une série de rondelles en caoutchouc qui maintiennent un
espace suffisant pour que l'eau puisse circuler sans obsta-

cles. Toutes les trois heures, on donne un bain d'une demi-heure à trois quarts d'heure de durée, en faisant arriver un courant d'eau à 15° ou 18°. L'abaissement est en moyenne de 1°. Si le malade se maintenait à des températures élevées, la durée du bain serait prolongée et portée à une heure. Cet appareil a donné de bons résultats dans les mains de l'auteur, il évite tout dérangement du malade ; il ne mouille pas le lit, malheureusement son prix assez élevé met obstacle à la généralisation de son emploi.

Lavement froid : En 1873, M. Foltz songea à utiliser le lavement froid comme moyen de réfrigération. Une série d'expériences faites sur lui-même lui ayant démontré que chez l'homme, à l'état de santé, un lavement de un litre à 10° faisait tomber le pouls de dix à douze pulsations et abaissait la température de 0,5, il eut recours aux lavements froids dans la fièvre typhoïde, et pour augmenter leur action les donna coup sur coup. Vingt-sept malades furent ainsi traités, un seul succomba.

Cette méthode de traitement est loin de donner tout ce que son auteur en attendait ; son action réfrigérante est des plus minimes ; rarement l'abaissement dépasse 0,5 à 0, 6. Les lavements ont en outre l'inconvénient de fatiguer le malade, de provoquer des coliques et une abondante diarrhée. Aujourd'hui on tend de plus en plus à restreindre leur emploi à certains cas spéciaux, dans l'hémorrhagie intestinale par exemple, alors que le le traitement par les bains est suspendu durant quelques heures.

HISTORIQUE DE LA MÉTHODE A LYON

La méthode de Brand fut appliquée à Lyon pour la première fois, en 1873, par M. Glénard dans le service de M. Faivre, médecin de l'hôpital de la Croix-Rousse; durant la guerre de 1870, M. Glénard avait été fait prisonnier et envoyé en captivité à Stettin : c'est à cette circonstance qu'il dut de voir Brand appliquer lui-même son traitement : les heureux résultats dont il fut témoin durant un séjour de cinq mois déterminèrent dans son esprit une profonde conviction, et il étudia minutieusement la méthode dans l'espoir de l'employer à son retour en France. Les premiers résultats obtenus à Lyon furent très heureux : tous les médecins parurent frappés des modifications rapides amenées par l'eau froide, et de la transformation du facies après quelques bains; dès ce moment le traitement par l'eau gagna des adeptes, et la méthode fut expérimentée non plus seulement à la Croix-Rousse, mais aussi à l'Hôtel-Dieu. De juillet 1873 à janvier 1874, cinquante-trois typhiques furent traités par les bains donnés selon les indications de Brand. Sur ces cinquante-trois malades un seul décès était constaté. Le résultat attira d'autant plus l'attention que trente-sept malades avaient été traités dans les hôpitaux, et que la mortalité générale de l'année 1873 n'était pas inférieure à 26 pour 100. On craignait l'influence nocive du froid, l'on redoutait surtout les complications pulmonaires, aussi l'étonnement fut-il grand lorsqu'en dépouillant ces cinquante-trois observations l'on ne releva qu'une hémorrhagie intestinale, deux syncopes sans gravité et une pneumonie lobaire qui guérit sans que les bains aient été suspendus. Avons-nous besoin d'ajouter qu'à cette époque, et en particulier dans les hôpitaux, le traitement n'était réservé que pour les formes graves. La mise en pratique du traitement était difficile, les médecins n'ayant pas encore sous la main un personel d'infirmiers dressés et au courant de leur service.

Quoiqu'il en soit, cette heureuse série produisit une grande impression et lorsqu'éclata l'épidémie de 1874 (avril et mai) l'on se mit aussitôt en mesure d'appliquer la nouvelle méthode. La conviction de ceux des médecins qui avaient été témoins des premiers essais était telle, leur pression si énergique, qu'en quelques jours grâce à l'activité et au dévouement de M. Saint-Olive, directeur de l'Hôtel-Dieu, une installation balnéaire très complète était créée et dotée d'un personnel suffisant. Dès les premiers jours on eut à donner une moyenne de 600 bains. Le traitement était réservé pour les formes graves, les autres étaient traités par les moyens ordinaires. Aussi sur 518 typhiques observés dans les hôpitaux durant l'épidémie, 228 seulement furent soumis au traitement hydrothérapique soit à peu près 44 pour 100. La méthode était expérimentée sur un nombre imposant, permettant de rejeter l'hypothèse d'une série favorable. M. le professeur Rollet fut chargé de recueillir tous les documents relatifs à l'épidémie et les réunit dans un volumineux rapport adressé au préfet du Rhône : 228 malades avaient été traités par l'eau froide en donnant une mortalité de 5 décès, soit 10,9 pour 100.

290 avaient été traités par les méthodes habituelles; la mortalité était de 29, soit 10 pour 100. Tel est en lui-même le fait brutal qui se dégage de ce rapport et il semble que ce coefficient de mortalité soit la démonstration la plus complète de l'impuissance de la méthode de Brand : c'est là l'écueil de la méthode numérique qui portant sur un chiffre d'ensemble entraîne fatalement à rapprocher des unités non comparables. En 1874, par exemple les cas graves furent réservés pour le traitement hydrothérapique par suite des nécessités de service et de l'impossibilité de baigner tous les malades. Le rapporteur a soin de signaler cette catégorisation, en disant : « Les cas traités par les bains étaient les plus graves, et pourtant la méthode a eu sur la maladie une si heureuse influence que la moyenne de la mortalité pour ces malades de choix et infiniment plus menacés que les autres n'a pas dépassé celle de la mortalité générale de l'épidémie. »

En dépit de cette statistique la conviction se faisait dans les esprits, tous les médecins avaient été témoins d'améliorations rapides, inconnues jusqu'alors et pour eux cette transformation de la maladie, le caractère de bénignité que l'eau imprimait aux cas les plus graves étaient des arguments autrement puissants que l'étude de quelques chiffres fournissant des conclusions contradictoires. Le traitement de la fièvre typhoïde fut mis à l'ordre du jour de la Société des sciences médicales et les convictions manifestées déjà à plusieurs reprises s'affirmèrent avec plus d'énergie. Une commission fut chargée d'ouvrir une enquête sur la méthode de Brand, et pour arriver à faire porter les recherches sur le plus grand

nombre de cas possible on envoya une circulaire impri-
mée à tous les médecins des hôpitaux et de la ville en les
priant de remplir un tableau et de répondre aux diverses questions qui leur étaient adressées. Ce tableau se
composait de onze colonnes portant les titres suivants :
1, numéro d'ordre; 2, sexe et âge; 3, initiales et domi-
cile; 4, date du début; 5, date de la fin; 6, mode de traitement employé; 7, indiquer à quelle époque, depuis le
début de la maladie le traitement a commencé; 8, complications et leurs dates; 9, durée de la convalescence;
10, terminaison; en cas de mort, indiquer la cause; 11,
observations particulières. L'enquête était scientifique;
malheureusement elle ne donna que des résultats incomplets. 39 médecins seulement répondirent à l'appel qui
leur était adressé. M. Mollière, le rapporteur put réunir
750 cas de fièvres typhoïdes traitées par les méthodes diverses, et formula les conclusions suivantes :

La méthode de Brand a donné 9 pour 100 de morts.
25 décès sur 300 cas;

Les méthodes ordinaires, 5 pour 100.

Les complications ont été généralement moins graves
dans les méthodes hydrothérapiques que dans les méthodes ordinaires.

Les complications pulmonaires sont en général moins
nombreuses chez les malades traités par les bains froids.

En lisant ces conclusions, on est choqué de la contradiction qu'elles présentent; comment concilier les morta-
lités respectives de 9 et 5 avec cette affirmation que dans
le traitement hydrothérapique les complications sont
moins graves et moins nombreuses que dans les autres
méthodes — et peut-on véritablement dire : à compli-

6

cations moindres, mortalité plus considérable. — La
clef de cette contradiction nous est fournie par l'abstention même dans laquelle se sont tenus un grand nombre
des médecins de la ville : et cette abstention explique
également la mortalité exceptionnellement faible attribuée aux méthodes ordinaires : c'est ainsi que sur 262
décès par fièvre typhoïde constatés durant l'épidémie,
la commission n'a pu en relater que 64. Cette omission de
198 décès est de nature à faire croire que la mortalité
générale a notablement dépassé le chiffre de 5 pour 100.
Ce rapport souleva de nombreuses récriminations.
M. Mollière ne se faisait aucune illusion à cet égard et
sentait qu'il ne pouvait rien tirer de précis de la compa-
raison d'élément aussi incomplets, aussi disparates,
et en produisant les coefficients respectifs de mortalité
des diverses méthodes, coefficients qui lui étaient impo-
sés par le dépouillement des observations recueillies, il
affirmait que sa conviction ne changeait pas à l'égard de
la méthode de Brand et qu'il demeurait résolu à l'appliquer.

Bien qu'il n'ait pas été accepté par la Société de
Médecine, le rapport de M. Mollière jeta un grand dis-
crédit sur la méthode; des médecins qui, jusqu'alors,
baignaient les typhiques présentant des symptômes
graves se sentirent découragés, et crurent qu'ils avaient
été victimes d'une illusion, ils s'intitulaient eux-mêmes
« partisans refroidis de la méthode de Brand »; aussi à
partir de 1876 le nombre des malades traités par la
méthode de Brand diminue considérablement. Des
méthodes de réfrigération moins rigoureuses viennent
d'être proposées (lavement froid, bains tièdes), on en

fait l'essai. Cette période de découragement est d'autant
plus légitime que le traitement de Brand est combattu
par de redoutables adversaires ; et l'écho des discussions
des Sociétés savantes de Paris vient encore augmenter la
réserve dans laquelle on s'enferme. De 1877 à 1880, on
peut dire que le silence se fait autour de la méthode :
mais il est des médecins qui mettent encore leur confiance dans le traitement par l'eau, et qui dans leurs
services hospitaliers continuent à l'appliquer avec la
même rigueur. En 1880 et 1881 l'existence de petites
épidémies, le retentissement d'une nouvelle méthode
thérapeutique (l'acide phénique) ramènent l'attention sur
la valeur comparée des divers traitements de la fièvre typhoïde ; l'acide phénique donné en lavement était loin de
tenir ce qu'il promettait, les méthodes ordinaires laissaient
évoluer la maladie sans en atténuer les symptômes, alors
que le traitement par les bains employé sans interruption
depuis 1874 dans certains services continuait à donner
d'heureux résultats. Peu à peu on reprit le traitement
par l'eau, mais en s'attachant à se rapprocher des conditions prescrites par Brand : l'expérience faite quelques
années auparavant avait démontré que les décès survenaient surtout chez les malades baignés tardivement; on
commença le traitement aussitôt que possible. Progressivement la méthode redevint générale, et reprit le
terrain qu'elle avait momentanément perdu. Frappés
des résultats dont ils étaient les témoins, deux nouveaux
professeurs de la Faculté, MM. Bouveret et Renaut, se
rallièrent à ce traitement qu'ils voyaient appliquer pour
la première fois, et M. Bouveret affirmait ainsi sa conviction dans le *Lyon Médical* : « L'eau froide constitue seu-

lement une médication symptomatique, mais de toutes les médications de ce genre, jusqu'à présent connues, elle est certainement la plus sûre et la plus puissante » novembre 1882. C'est le même sentiment de confiance dans la valeur du traitement hydrothérapique qui, quelques semaines plus tard, inspirait la déclaration soumise à l'Académie par les médecins des hôpitaux de Lyon.

1° La méthode de traitement qui exerce la plus favorable influence sur la marche et l'issue de la fièvre typhoïde est celle qui, prenant en considération l'élévation morbide de la température et la tendance adynamique de la maladie, a pour principes : réfrigération par l'eau froide, alimentation continuelle du malade, du début à la fin de sa maladie;

2° Le procédé hydrothérapique, qui répond le plus efficacement à l'indication de refroidir d'une manière continue le malade, est celui qui consiste à administrer de grands bains froids répétés avec affusion froide dans le bain, et dans l'intervalle des compresses froides.

Bien que la durée et la température des bains doivent être réglées d'après le degré de réfrigération observé après chaque bain, et leur intervalle d'après la durée de la rémission obtenue par le bain, la pratique démontre que, dans l'immense majorité des cas, le bain de quinze minutes à 20° toutes les trois heures, jour et nuit, tant que la température rectale du malade se maintient au-dessus de 38°,5, suffit à remplir l'indication;

3° L'application de ces principes thérapeutiques donne des résultats d'autant plus remarquables que la maladie est traitée plus méthodiquement et surtout à une date plus rapprochée du début. La fièvre typhoïde revêt une allure rassurante pendant tout son cours, et la durée de la convalescence est considérablement abrégée. Le retour à la santé est intégral.

Les complications sont rares dans ces conditions, bien loin qu'il y en ait de spéciales à ce mode de traitement, il n'y a pas de suites fâcheuses, soit prochaines, soit éloignées qui puissent lui être directement imputées. Lorsqu'on ne peut appliquer ce traitement qu'à une époque éloignée du début de la maladie; lorsqu'il s'agit non plus de prévenir les complications mais de les combattre, les résultats, bien que désormais aléatoires, sont encore supé rieurs à ceux qu'obtient toute autre thérapeutique.

En conséquence, les médecins des hôpitaux se déclarent partisans de la méthode de Brand dans le traitement de la fièvre typhoïde, avec la conviction que cette méthode régulièrement appliquée, surtout dès le début de la maladie, abaisse considérablement le taux de la mortalité.

Ils attestent qu'ils l'appliquent dans leur famille, dans leur service hospitalier et dans la clientèle privée.

OBSERVATIONS

N° 1. Madame D., 23 ans, observation communiquée par M. Bard, professeur agrégé. Traitement commencé le cinquième jour.

Première visite le 7 août. La malade éprouve depuis deux ou trois jours un malaise vague, un abattement général. Tendance à la somnolence, grossesse de deux mois et demi.

Le diagnostic ne peut-être porté d'une façon certaine, mais paraît déjà assez probable pour être soumis à la famille.

8 août. Température 39,2, le matin, 40,2, le soir. L'état typhique s'est accusé, la malade répond lentement. Dès ce moment lotions froides toutes les trois heures, faites sur tout le corps, lavements froids dans l'intervalle. Pendant la nuit, la malade est agitée et délire.

9 août. Le matin calme relatif; le délire a cessé, mais la stupeur est plus manifeste. Température 39,5, le soir 40, 5, état ataxique extrêment prononcé : à 7 heures du soir la malade est prise d'un délire furieux et l'on a peine à la maintenir. Cris, vociférations; l'état général est si menaçant, que la famille accepte immédiatement et sans résistance le traitement par les bains froids. On se procure une baignoire et le traitement est commencé à 11 heures du soir. M. Bard donne lui-même le premier bain en indiquant au mari, assisté d'une infirmière laïque et de la sœur du malade, quelle est la conduite à tenir. Comme l'on manquait d'eau chaude, le premier bain est donné à 17 degrés ; sa durée n'est que de dix minutes. La malade continue à crier et à s'agiter pendant toute la durée de l'immersion, elle reste entièrement étrangère à ce qui se passe autour d'elle. La température qui était de 40, 3 avant le bain, tombe à 39,2 une demi-heure après. Continuation du traitement pendant la nuit.

10 août. Le délire cesse complètement durant le second bain donné à trois heures du matin. La température était alors de 40, elle s'abaisse à 39,3.

Deux autres bains à 6 et à 9 heures du matin : à ce moment la malade vue par M. Bard a repris toute sa connaissance. Le cinquième bain est donné à 3 heures de l'après-midi; température 39,8, après 38,7.

A 5 heures du soir, la malade, qui jusqu'alors n'avait fait aucune difficulté pour suivre le traitement, dit qu'elle va mieux et qu'elle n'a plus besoin d'être baignée. Toutefois sur les instances du mari frappé de l'amélioration obtenue, elle consent à continuer le traitement, elle reconnaît que les bains ne la font pas souffrir, mais il lui semble « qu'ils n'ont plus de raison d'être puisqu'elle n'a plus de délire ». Bains à 6 et à 9 heures du soir. La température cédant assez rapidement, les bains, sur l'avis du médecin, ne sont donnés pendant la nuit que toutes les quatre heures.

11 août. Bains à 1 heure et 4 heures du matin. La température s'est sensiblement abaissée. Pour permettre aux parents de prendre un peu de repos, on supprime le bain de 8 heures. Cet intervalle de six heures entre deux bains ne donne lieu à aucune élévation de température; mais la réfrigération produite par le bain de midi est très faible, avant le bain 39, 4, après 39, 1. Dans l'après-midi l'on revient aux intervalles réguliers de trois heures; les parents donnent les bains à tour de rôle et se reposent chacun à leur tour; l'état général est excellent; la malade a toute son intelligence, elle ne fait aucune difficulté pour prendre les bains. Le réveil de l'appétit n'est pas très marqué, la malade n'aime ni le vin, ni les boissons alcooliques; elle ne prend qu'un peu de lait et quelques potages.

12 août. On donne régulièrement les bains toutes les trois heures. La fièvre, bien que confirmée, suit une marche normale, et ne présente aucune complication. Le météorisme est peu accusé; le traitement ne paraît avoir aucune influence sur la grossesse. Pas de douleurs lombaires, pas d'hémorrhagie utérine.

Aucun incident les jours suivants.

14 août. A 5 heures du matin, après une série ininterrompue de trente bains, la température étant à 38, 7 on « saute » un bain, mais on fait alors une lotion sur tout le corps. Il en sera de même tant que des bains seront passés, et que la température restera supérieure à 38, 2.

15 août. La malade saute trois bains.

16 août. Quatre bains dans les vingt-quatre heures à 5, 8 et 11 heures du matin ainsi qu'à 11 heures du soir, la température n'atteignait pas 39.

17 août. La malade continue à prendre du bouillon, mais elle refuse le vin. — Diarrhée.

18 août. Depuis le 17, à 11 heures du soir, jusqu'au 18 à 2 heures de l'après midi, la température reste au-dessous de 39°.

Bains à 2 heures du soir. A 6 heures, bien que la température soit de 39°,4, M. Bard, en raison de la longue apyrexie de la nuit, fait remplacer le bain par une lotion. — Bain à 8° 1/2.

19 août. Un seul bain dans tout le jour ; la malade parle librement et se sent plus forte.

20 août. Dernier bain à 3 heures du soir.

24 août. La température tombe au-dessous de 38°. On supprime les lotions :

Dans l'espoir d'éviter une rechute, on prescrit une dose quotidienne de 2 gr. de salicyate de soude.

27 août. Mouvement réascensionnel. La malade a pris le salicyate irrégulièrement et avec répugnance.

28 août. L'élévation de la température persistant, on revient aux lotions et aux lavements froids. La malade mange avec avidité depuis deux jours.

29 août. La température tend à fléchir. Continuation du traitement par les lotions les jours suivants, jusqu'au 5 septembre, lorsque la température revient à 39°.

12 septembre. Dernier jour de fièvre. La convalescence commence, la malade se lève et marche dans sa chambre. Température 37°,1. — Soir, 37°,7.

15 septembre. Nouvelle élévation momentanée de température attribuée à l'impression du froid et accompagnée de douleurs musculaires (pleurodynie). Rien à l'auscultation.

17 septembre. Départ pour la campagne ; la malade va assez bien pour rendre visite à son médecin. Toutefois, elle présente un léger œdème des pieds ; les urines examinées ne contiennent pas d'albumine ; un petit abcès s'est formé au sein gauche. Pas de perte de la mémoire.

1er octobre. La malade est entièrement rétablie et reprend ses occupations ; l'œdème des pieds a disparu.

Une lettre du mari, en date du 10 janvier 1883, nous apprend que la grossesse suit son cours, et l'accouchement était attendu pour la seconde quinzaine de février

N° 2. Veillon Jean, frère de la doctrine chrétienne. Hôpital de la Croix-Rousse, salle Saint-Pothin, n° 46. Service de M. Schaach. Traitement commencé le dixième jour.

Entrée le 2 octobre 1880, sept à huit jours de début. État typhique extrême, température 40°,2 le matin, 41°,4 le soir. Subdelirium : Quinine.

6 octobre. Une rémission se produit. Température, matin 41°,1 Soir 40°; le traitement par les bains est différé à cause de l'état de faiblesse du malade.

7 octobre. Le malade est dans la plus profonde stupeur : il ne répond pas, marmotte constamment; émission involontaire des urines; incontinence des matières. Météorisme très marqué. Fosse iliaque droite douloureuse. Langue rotie. Fuliginosités des lèvres. La température est plus élevée et atteint 41°,8 à 11 heures du matin. Malgré l'état de faiblesse on institue le traitement par les bains. Les bains sont donnés toutes les trois heures, à 19 ou 20 degrés, et d'une durée d'un quart d'heure; un bain à 11 heures du matin; la température tombe à 39°,2. Quatre bains le premier jour, à 11 heures du matin, 2 heures, 7 heures et 11 heures du soir.

8 octobre. La température tend à fléchir, mais l'état général reste le même : Le malade est inerte, et ne peut faire le moindre mouvement. Voix faible : on a la plus grande peine à faire avaler quelques gorgées de vin et de thé au rhum. Huit bains dans la journée avec massage et frictions pendant toute la duré de l'immersion. Diarrhée profuse; incontinence des matières dans le bain.

9 octobre. Le malade commence à sortir de son état comateux, il reprend connaissance et répond aux questions d'une voix faible. La température reste élevée et dépasse à plusieurs reprises 41°. L'incontinence des matières persiste surtout au retour du bain. La langue reste sèche et mamelonnée. 100 gr. de rhum chaque jour sous forme de potion et de thé. 120 gr. vin de pharmacie. 50 gr. vin d'Espagne. Le malade avale avec moins de difficulté. Huit bains dans la journée.

10 octobre. La température se maintient toujours entre 40 et 41°. Les rémissions produites par chaque bain varient entre 2 et 3 degrés.

L'état général est le même ; toutefois, la voix est moins faible. — Le malade tousse pendant le bain : expectoration muqueuse. A l'auscultation signes de congestion aux deux bases ; nombreux râles fins. — L'incontinence des matières fécales persiste. — Deux ou trois taches rosées.

12 octobre. Notable amélioration des phénomènes généraux : le malade répond avec plus de force; la langue est moins sèche ; la diarrhée toujours très abondante. — La température tend à s'abaisser : huit bains.

13 octobre. Pour la première fois le malade présente des températures de 39°,8 et 39°,6. Jusqu'alors il s'était tenu à 40 et 41°. A partir de ce jour les bains sont donnés pendant dix minutes, toutes les fois que la température dépasse 39°,5. — L'état pulmonaire reste le même. Le malade, à plusieurs reprise, se plaint de la faim. — Crèmes de riz. Le malade saute trois bains à 2, 5 et 8 heures du soir.

14 octobre. L'amélioration s'accuse, le malade repose dans le décubitus latéral. Depuis deux jours plus d'incontinence des matières. — Trois bains sont passés à 2 et 11 heures du matin et à 5 heures du soir.

16 octobre. Langue humide, appétit très augmenté. Toutefois, à 8 heures du soir, le thermomètre monte à 41°. Quatre bains dans la journée.

20 octobre. Les forces reviennent : le malade tousse encore pendant le bain; les râles sont en petit nombre. L'appétit est très augmenté, la langue est rosée. Soupes de semoule toutes les trois heures, œufs à la coque sans pain, lait. Les bains sont toujours de dix minutes : le malade en saute trois dans la journée.

23 octobre. La toux a presque entièrement disparu. Trois bains dans la journée : à 5 heures du matin, 2 et 8 heures du soir. — L'état général reste bon.

26 octobre. Deux bains seulement à 5 heures du matin et 5 heures du soir.

30 octobre. Dernier bain, le 30, à 5 heures du matin.

1er novembre. Convalescence. La date de la sortie du malade n'est pas indiquée.

N° 3. Viesca Louise, gouvernante, trente-deux ans, entrée le 24 août 1882, à l'Hôtel-Dieu. — Traitement par les bains, commencé vers le vingtième jour. — Observation communiquée par M. le docteur Humbert Mollière.

Début il y a dix à douze jours, par frissons irréguliers et céphalalgie : la malade n'est alitée que depuis six jours. Pas de prostration. Le ventre est peu douloureux à la pression. Pas de gargouillements dans la fosse iliaque droite; soif vive : depuis deux jours apparition, sur la face et la partie supérieure du thorax, de quelques papules reposant sur un fond légèrement érythémateux. — Urines rouges, troubles. Après filtration, précipité albumineux, granuleux, assez abondant. — Pas d'œdème : vin, lait, extrait de quina.

25 août. Quelques taches rosées sur la paroi abdominale. Bon état général.

26 août. Cette nuit, déambulation avec délire, diarrhée très légère. Pas de prostration.

30 août. Diarrhée très forte. La température s'élève à 40° le soir.

31 août. État comateux assez accusé : alcool et extrait de quina.— La température reste à 40°.

2 septembre. La malade a délire pendant la nuit, la température est de 40°,1 le matin. L'état comateux est toujours très marqué. — L'albumine est plus abondante dans les urines. Toutefois, l'état général s'étant aggravé, on commence le traitement par les bains froids. Le premier bain est donné à midi. La température, qui était de 40°,1, tombe à 38°,6. — Cinq bains dans la journée.

3 septembre. Le délire a cessé, mais la température reste élevée à 39°,5 le matin. Les urines contiennent toujours une notable quantité d'albumine. — Sept bains dans la journée : les bains sont donnés toutes les fois que la température dépasse 39°,5 : l'eau est à 22 degrés. La durée du bain est de quinze minutes.

4 septembre. L'état général est meilleur. La température fléchit à 39°,7 le matin. — Six bains. — Urines moins albumineuses.

6 septembre. Température, 39°,2 le matin, 39°,6 le soir. Les bains sont toujours de quinze minutes; mais on les donne toutes les fois que la température dépasse 39°. — L'amélioration persiste.

8 septembre. Le délire a reparu pendant la nuit, bien que les bains aient été donnés régulièrement. Dans le jour la malade est tranquille. Alimentation. — Température, 39°,2 le matin, 39°,4 le soir.

10 septembre. Diarrhée abondante, météorisme très marqué, pas de délire. — Quatre bains dans la journée : vin, lait.

12 septembre. L'état général est meilleur, la malade est plus forte. Température, 38°,5 ; 39°,9 le soir.— Quatre bains. Disparition de l'albumine.

13 septembre. Trois bains dans les vingt-quatre heures.

15 septembre. Deux bains. — Température, 38°,8 le matin, 38° le soir.

18 septembre. Dernier bain à midi. — Température, le soir, 38°.

21 septembre. Les forces reviennent.— Température, 37°,4; 38°6 le soir.

24 septembre. Convalescence. — Température, 37°,1 le matin.

RELEVÉ DES TEMPÉRATURES DE MADAME D.

OBSERVATION NUMÉRO 1

JOURS	HEURES	TEMPÉRATURE Av. le bain.	Apr. le bain.	TEMPÉRATURE de l'eau. Avant l'imm.	Apr. le bain.	DURÉE	JOURS	HEURES	TEMPÉRATURE Av. le bain.	Apr. le bain.	TEMPÉRATURE de l'eau. Avant l'imm.	Apr. le bain.	DURÉE
9 août.	11 S.	40,3	39,2	17,0	18,0	10	15 S.	8 S.	39,6	38.5	20,5	21,2	10
10 M.	3	40,0	39,3	18,0	19,0	10	»	11	39,0	»	»	»	»
Matin.	6	39,4	38,4	19,0	20.0	12	16 M.	2	39,1	3°,5	20,5	21,0	10
»	9	39,4	38,9	19,0	19,5	9	»	5	38,4	»	»	»	»
Soir. S.	3	39,8	38,7	19,0	20,2	15	»	8	38,4	»	»	»	»
»	6	40,0	39,7	21,0	21,0	10	»	11	38,9	»	»	»	»
»	9	40,1	39,4	21,0	21,7	15	S.	2	39,0	37,1	19,0	19,2	9
11 M.	1	40,0	3×,3	21,0	21,7	15	»	5	39,1	38,9	19,0	19.2	6
»	4	39,4	38,8	21,0	22,0	15	»	8	39,5	39.0	19,0	19,7	10
»	12	39,4	39,1	19,0	20,0	10	»	11	39,0	»	»	»	»
S.	3	39,1	38,7	20,0	21,0	15	17 M.	2	38,7	»	»	»	»
»	6	39,8	39,1	21,0	21,5	15	»	5	38,6	»	»	»	»
»	9	40,1	39,4	21,2	22,2	15	»	8	39,1	38,0	21,0	21,5	10
»	12	39,1	38,8	21,5	22,2	13	»	11	38,2	»	»	»	»
12 M.	3	39,7	38,6	21,5	22.0	15	S.	2	39,2	38,0	20,0	20,7	13
»	6	39,1	38,8	21,5	22,0	15	»	5	39,6	38,7	20,2	21,0	11
»	½	39,4	38,4	21,0	22,0	15	»	8	39,3	38,4	19.0	20,0	10
»	12	39,2	38,6	21,0	22,0	15	»	11	38,8	»	»	»	»
S.	3	39,8	38,6	21,0	22,0	15	18 M.	2	38,8	»	»	»	»
»	6	39,8	39,3	21,5	22,0	11	»	5	38,8	»	»	»	1
»	9	39,6	38,7	21,5	22,5	13	»	8	37,9	»	»	»	»
13 M.	1	39,7	38,6	21,5	22,5	14	»	11	38,8	»	»	»	»
»	4	39,2	38,2	21,5	22,0	12	S.	2	39,4	38.9	21,0	21,5	9
»	7	39,2	38,7	21.0	22,0	15	»	6	39,4	Lot.	»	»	»
»	10	39,0	37,8	19,0	20,0	12	»	8½	39,7	4,8	21,0	21,5	10
S.	1	39,4	38,1	19,5	20,5	12	»	12	38,6	»	»	»	»
»	4	39,5	39,1	20,0	21,0	11	19 M.	3	38,8	»	»	»	»
»	7	39,5	38,7	20,7	21,5	10	»	6	38,5	»	»	»	»
»	10	39,2	38,4	21,0	22,0	10	»	9	38,2	»	»	»	»
14 M.	1	39,6	38,7	21,0	22,0	10	»	12	38,2	»	»	»	»
»	5	38,7	»	»	»	»	S.	3	39,5	38,7	20,7	21,7	10
»	8	39,2	37,7	20,5	21,5	14	»	6	39,2	»	»	»	»
»	11	38,9	36,7	20,5	21,5	10	»	9	39,1	»	»	»	»
S.	2	39,2	38,1	20,7	21,5	11	»	12	39,0	»	»	»	»
»	5	39,5	38,7	21,0	22,0	10	20 M.	3	38,1	»	»	»	»
»	8	39,3	38,7	21,0	22,0	10	»	7	38,2	»	»	»	»
»	11	39,2	37,5	21,0	22,0	10	»	10	38,2	»	»	»	»
15 M.	2	38,8	»	»	»	»	S.	1½	38,8	»	»	»	»
»	5	39,4	38,5	21,0	22,0	10	D. bain.	3½	39,5	37,8	21,0	21,5	13
»	8	38,5	»	»	»	»	»	6½	39,1	»	»	»	»
»	11	39,2	36,9	19,0	19,5	10	»	9	38,9	»	»	»	»
S.	2	39,2	37,0	19,5	20,0	12	»	12	38,7	»	»	»	»
»	5	39,4	38,0	20,0	21,0	10							

RÉSUMÉ

Le traitement par les bains donne des résultats différents selon l'époque à laquelle la réfrigération est commencée.

Institué dans les dix premiers jours, il détermine des modifications constantes de la température qui témoignent d'un mouvement de défervescence.

Les courbes de température moyenne d'avant et d'après le bain (obtenues en additionnant toutes les températures de la même journée et en divisant le total par le nombre des notations) suivent une marche décroissante et sensiblement parallèle, tant que les bains sont donnés toutes les trois heures.

La température la plus élevée du premier jour du traitement est une température extrême à laquelle le malade ne reviendra plus.

Les symptômes ataxiques sont ceux qui disparaissent le plus rapidement.

L'augmentation de l'appétit est habituelle : l'alimentation est absolument nécessaire pendant toute la durée du traitement.

La convalescence est rapide, ne s'accompagne jamais

d'accidents nerveux. La durée de la période fébrile n'est pas abrégée.

Lorsque les bains sont donnés pour la première fois après le quinzième jour, l'amélioration de l'état général est moins rapide, plus incertaine. La température s'abaisse lentement; les courbes de température moyenne ne dessinent plus une ligne en escalier décroissant. La convalescence est traînante. Les complications se rencontrent surtout dans le traitement tardif.

La formule du bain de quinze minutes, répété toutes les trois heures, est une formule schématique dont on a rarement à s'écarter dans la fièvre prise au début, évoluant sans complications. Toutefois, la durée du bain ne peut être la même pour tous les malades, il faut proportionner la réfrigération à la gravité et à l'intensité des symptômes.

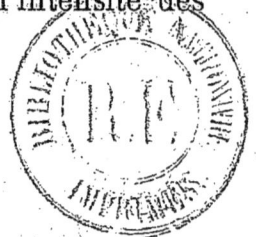

Paris. — Typ. Pillet et Dumoulin, 5, rue des Grands-Augustins.

Madame D . . . , 23 ans , 54 bains .

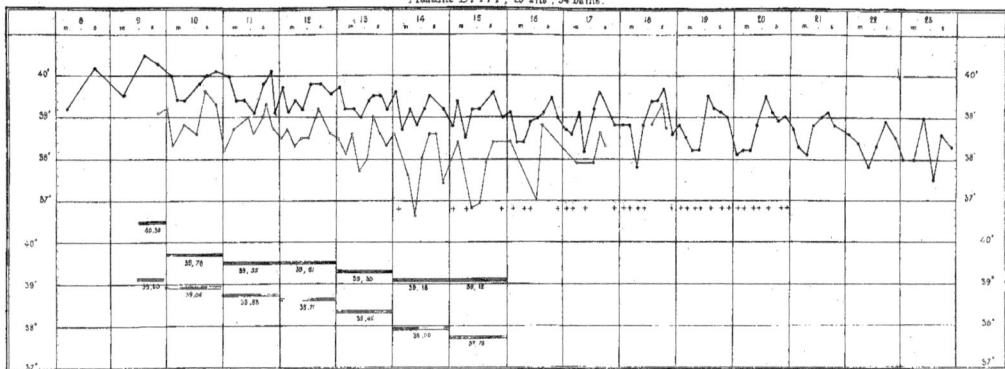

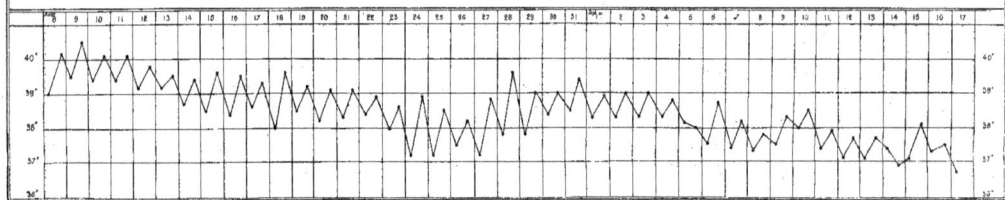

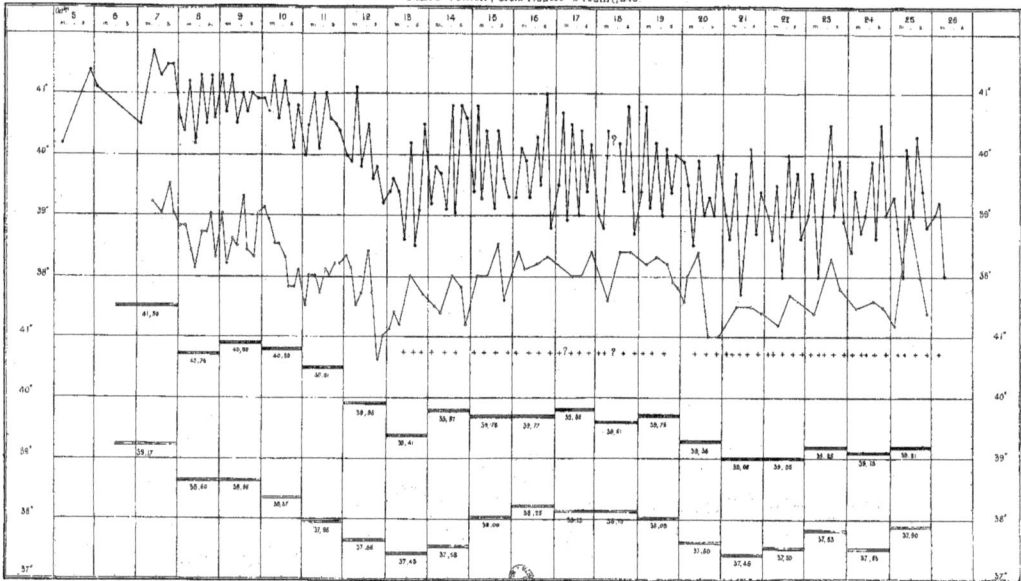

Pierre Veillen, Croix-Rousse - S! Pothin, 246

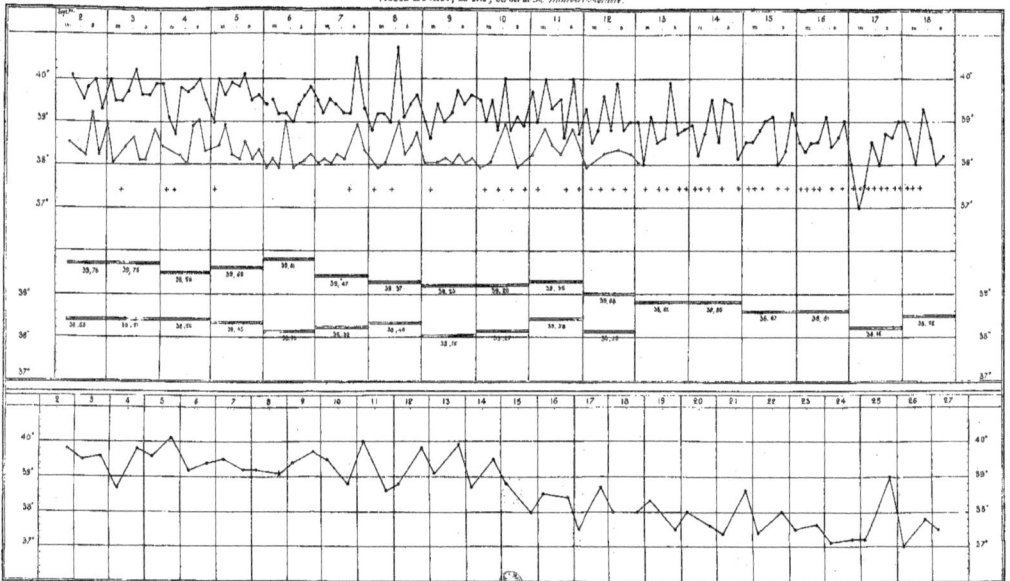

Viesca Louise, 20 ans, Jardan de M. Humbert-Mollière.

Paris. — Imp. PILLET et DUMOULIN, 5, rue des Grands-Augustins.

www.ingramcontent.com/pod-product-compliance
Lightning Source LLC
Chambersburg PA
CBHW050605210326
41521CB00008B/1121